GUIA ESSENCIAL
— DA —
BELEZA NATURAL

Como usar plantas e
minerais nos cuidados
com a pele e o cabelo

MONA SOARES

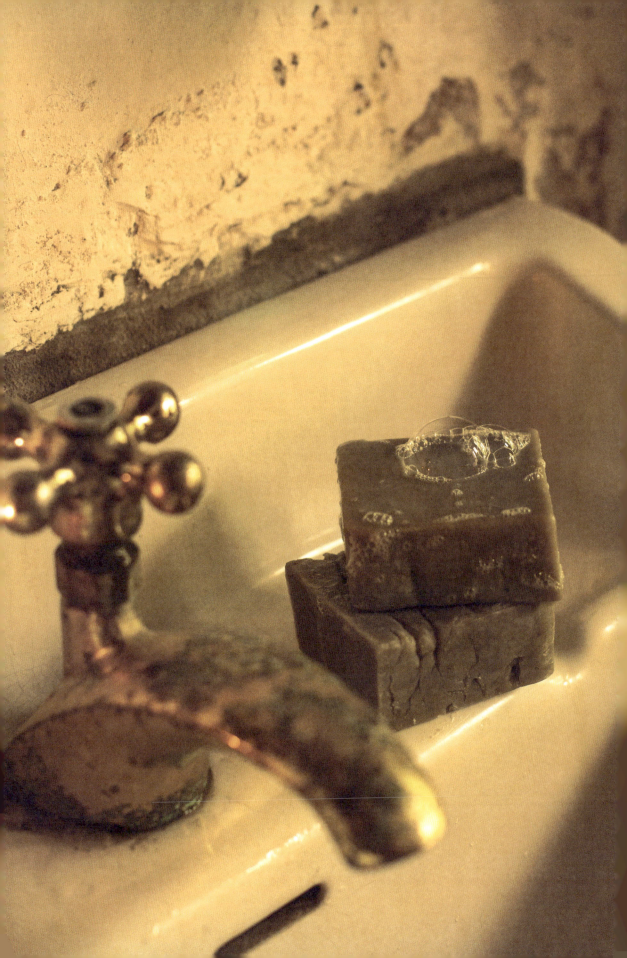

GUIA ESSENCIAL
— DA —
BELEZA NATURAL

Como usar plantas e minerais nos cuidados com a pele e o cabelo

MONA SOARES

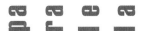

Copyright © 2023 by Mona Soares

A Editora Paralela é uma divisão da Editora Schwarcz S.A.

Grafia atualizada segundo o Acordo Ortográfico da Língua Portuguesa de 1990, que entrou em vigor no Brasil em 2009.

CAPA E PROJETO GRÁFICO Gabriela Pires
FOTOS Gabriela Brito
PREPARAÇÃO Larissa Luersen
REVISÃO Adriana Bairrada, Márcia Moura e Natália Mori

Dados Internacionais de Catalogação na Publicação (CIP)
(Câmara Brasileira do Livro, SP, Brasil)

Soares, Mona
   Guia essencial da beleza natural : Como usar plantas e
minerais nos cuidados com a pele e o cabelo / Mona Soares.
— 1ª ed. — São Paulo : Paralela, 2023.

   Bibliografia
   ISBN 978-85-8439-285-8

   1. Beleza — Cuidados e higiene 2. Cabelos — Cuidados e higiene 3. Cosméticos 4. Minerais 5. Pele — Cuidado e higiene I. Título.

23-144348   CDD-613.488

Índice para catálogo sistemático:
1. Cosmetologia : Estética   613.488

Aline Graziele Benitez — Bibliotecária — CRB-1/3129

Todos os direitos desta edição reservados à
EDITORA SCHWARCZ S.A.
Rua Bandeira Paulista, 702, cj. 32
04532-002 — São Paulo — SP
Telefone: (11) 3707-3500
editoraparalela.com.br
atendimentoaoleitor@editoraparalela.com.br
facebook.com/editoraparalela
instagram.com/editoraparalela
twitter.com/editoraparalela

*Para mainha (Bel), painho (Mar), Mila,
vovó Mundinha, vovó Vavá e vovô Beto.*

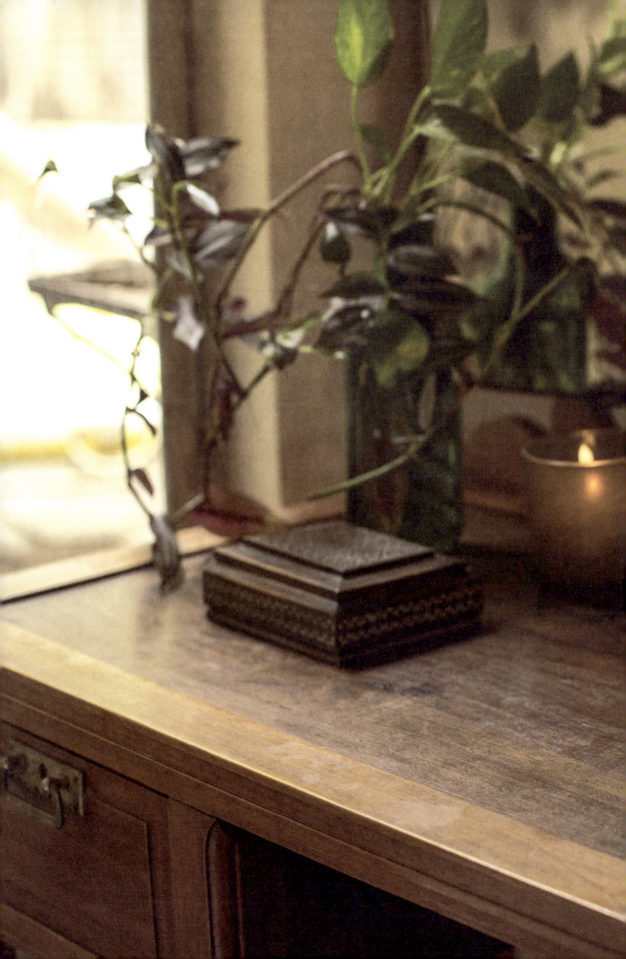

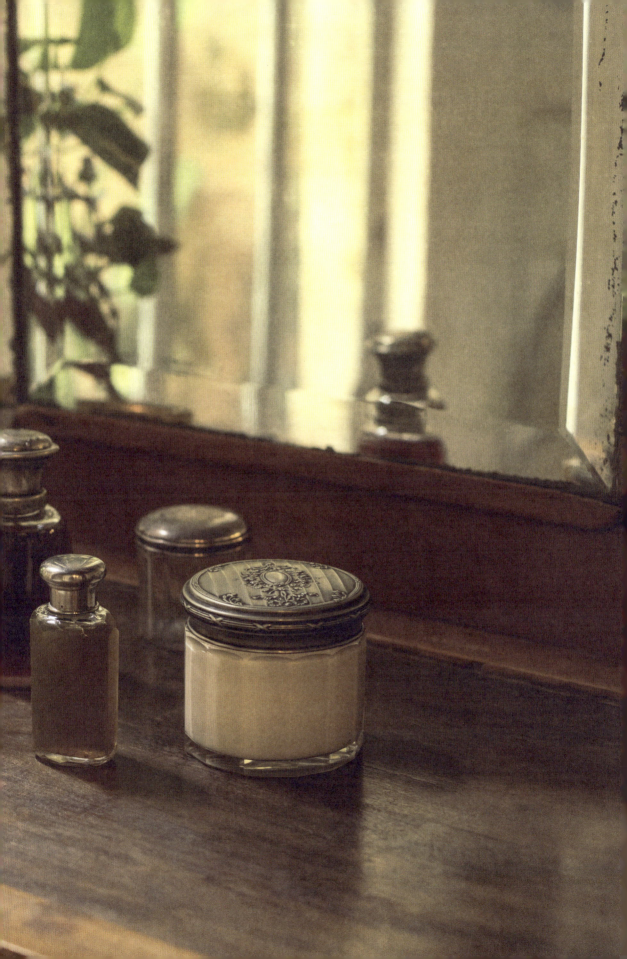

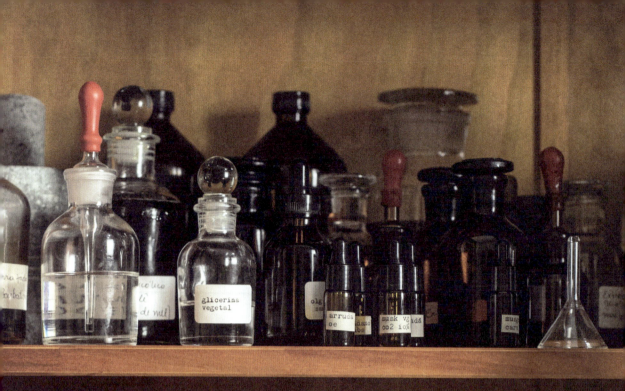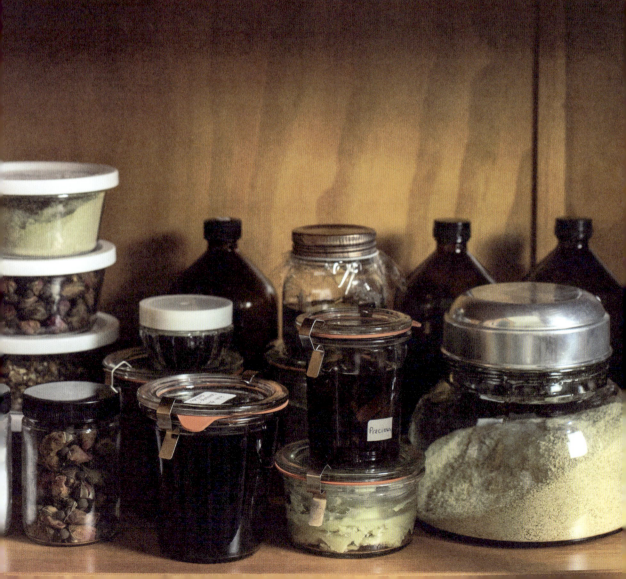

SUMÁRIO

Introdução **11**

Parte I — Como começar **17**
Por que usar cosméticos naturais **19**
Um convite à transição para a beleza natural **21**
As etapas da transição **28**

Parte II — Ingredientes naturais **31**
Ervas e botânicos em geral **32**
Óleos e manteigas vegetais **37**
Aromaterapia e óleos essenciais **45**
Argilas **57**
Outros ingredientes naturais **62**
Sintéticos seguros **67**
Utensílios **75**
Como comprar ingredientes **79**

Parte III — Receitas e cuidados **83**
Para a pele do rosto **87**
Para a pele do corpo **117**
Para o cabelo e couro cabeludo **127**
Produtos multifuncionais **139**
Personalização das receitas **154**

Parte IV — Beleza natural além dos cosméticos **159**
Atividade física e alimentação **161**
Como as nossas emoções afetam a beleza **163**
Beleza e ancestralidade **167**

Epílogo **171**
Agradecimentos **173**
Sugestões de locais para compra de insumos e cosméticos **175**
Referências **177**
Índice de ingredientes e receitas **179**

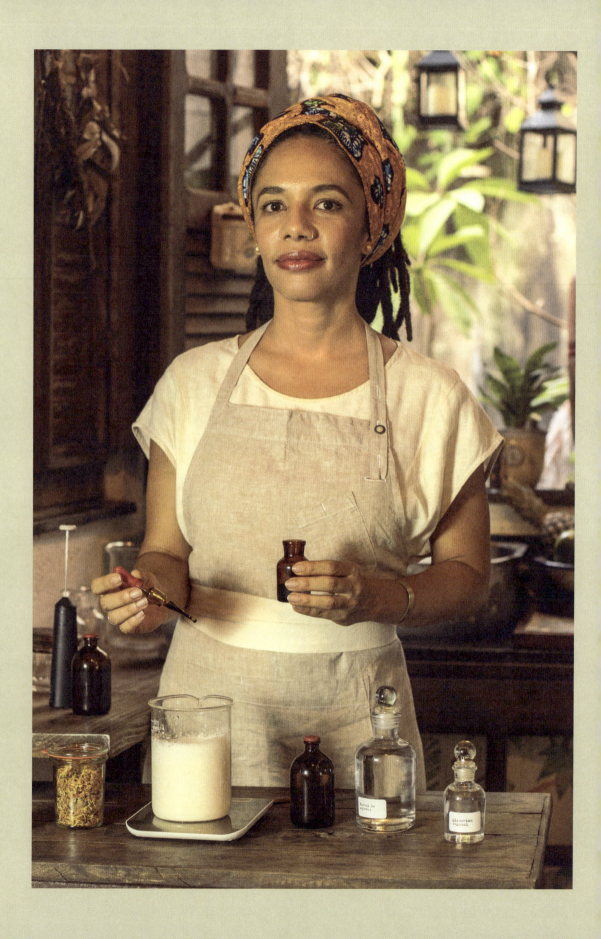

INTRODUÇÃO

É possível ter uma rotina de cuidados de beleza utilizando quase exclusivamente ingredientes e cosméticos naturais. Conhecer o uso desses ingredientes e saber como misturá-los traz resultados surpreendentes para o nosso dia a dia, seja para nossa pele, nosso cabelo ou nosso bem-estar. É essa viagem que te convido a fazer comigo através deste *Guia essencial da beleza natural*.

Estamos resgatando um estilo de vida cada vez mais ligado à natureza. Percebemos isso ao ver as pessoas buscando comer menos industrializados, se exercitando mais e usando no cabelo, em vez de um óleo capilar cheio de silicones e derivados de petróleo, um 100% natural, como o óleo de coco, por exemplo. Por causa disso, a cosmética natural ressurge como parte de uma vida mais saudável e equilibrada.

Sei que isso pode ser decepcionante, mas o que venho contar para você não é novidade. Cosméticos naturais são usados desde tempos imemoriais. Você sabia que os antigos egípcios já lavavam o cabelo com shampoo sólido? E que eram muito ligados à higiene e se perfumavam? Porém, naquela época, só existiam recursos naturais para a produção de cosméticos.

Não precisamos ir tão longe. Nasci nos anos 1980, e por ter o cabelo crespo não havia muitas opções de produtos para cuidar das minhas madeixas na infância. Então mainha usava máscara de abacate, óleos vegetais para hidratar e outras misturas naturalíssimas no meu cabelo que davam vontade de comer. Hoje temos um arsenal de produtos destinados a todos os tipos de cabelo e pele. O que é bom. Mas não é por isso que devemos deixar os ingredientes naturais de lado.

Incluir ingredientes naturais nos cuidados com a beleza significa zelar tanto pela sua saúde como pelo planeta. Diversos estudos científicos relacionam distúrbios hormonais, alergias e outros problemas de pele — até câncer — a algumas substâncias presentes em muitos produtos encontrados nas prateleiras dos supermercados, das farmácias e das lojas especializadas em cosméticos.

Esses ingredientes são toxinas que prejudicam o nosso corpo e se acumulam na natureza. Elas estão no ar que respiramos, na água que bebemos e no alimento que ingerimos. Diminuir o consumo de ingredientes tóxicos faz bem a todos nós e ao planeta. E embora seja muito difícil deixar de consumir totalmente esses ingredientes, podemos diminuir bastante o uso, substituindo aos poucos alguns produtos que usamos no dia a dia.

Eu comecei a me interessar pelos ingredientes naturais quando decidi cursar faculdade de farmácia. Por diversos motivos não ingressei na área acadêmica, mas sempre lia e pesquisava sobre as plantas medicinais. Ainda na faculdade descobri ser portadora de uma doença crônica — a endometriose. Como já questionava tratamentos convencionais, busquei todo tipo de informação para lidar com essa realidade da forma mais natural possível.

Esbarrei em leituras sobre alimentos a serem evitados e fiz muitas alterações na minha alimentação. No entanto, segui utilizando cosméticos convencionais. Ler rótulos de alimentos já era um hábito, e eu estava começando a fazer o mesmo com cosméticos, embora evitar ingredientes potencialmente prejudiciais não fosse meu objetivo, e sim a transição capilar.

Parei de usar produtos alisantes e comecei a assumir o meu cabelo crespo natural, e com isso frequentava fóruns virtuais de discussão sobre a transição capilar. Muito se falava na internet sobre misturas caseiras com ingredientes naturais, e foi então que passei a resgatar as receitas da infância. Porém, o meu objetivo era puramente estético: ter cabelos bonitos! Eu lia o rótulo dos produtos a fim de evitar apenas os ingredientes inadequados para meus fios: silicones, óleo mineral e sulfatos, até que um dia a minha irmã comentou sobre um site que questionava a segurança de ingredientes cosméticos, embora essa informação não tenha chamado minha atenção.

Concluí a faculdade em 2010 e logo fui contratada em uma farmácia comercial. Eu, apaixonada pelo uso das plantas, me via infeliz naquele emprego. Foi quando decidi ingressar no mestrado para estudar a fundo essa paixão. O meu projeto de pesquisa abordava o uso de plantas em uma comunidade quilombola.

Durante minha preparação para o mestrado, fui demitida. Entretanto, tinha muita fé de que seria aprovada. Cheguei até a última etapa, mas fui reprovada. Estava sem emprego, sem pós-graduação e sem vontade nenhuma de procurar trabalho na minha área.

Foi nesse momento de crise que a cosmética natural surgiu. Encontrei alguns blogs sobre saboaria natural. Me senti completamente encantada por aquele universo e comecei a pesquisar tudo sobre o assunto. Com o dinheiro que havia recebido da rescisão, investi em cursos e matéria-prima, e foi assim que comecei a produzir sabonetes.

Eles eram mágicos! Naturalmente cheirosos, com as cores das argilas e das manteigas vegetais e livres de sebo animal, sulfatos, conservantes artificiais e corantes. Era notável a diferença do uso desses sabonetes na minha pele. A saboaria foi o ponto de partida para explorar o preparo de novos cosméticos.

Apesar da graduação em farmácia, foram poucas as matérias voltadas para o preparo de cosméticos, mas eu sabia o básico por causa das aulas de farmacotécnica. Fui construindo meu conhecimento de forma bastante empírica. Lia livros (a maioria importado), fazia cursos e testava muito. Passei a dar meus produtos para pessoas próximas experimentarem e, como recebia bastante elogio, passei a vendê-los.

Com o dinheiro da rescisão acabando, comercializar os cosméticos foi o que me possibilitou não precisar buscar emprego em uma área que já sabia que não me fazia feliz. Não ganhava muito com as vendas, mas a paixão era grande.

Além disso, eu participava de diversos bazares aqui em Salvador promovendo meus produtos, e, em um deles, um cliente me convidou para dar um curso em sua casa. Enquanto ele já ministrava um curso sobre ervas, o meu seria de saboaria. Aceitei apesar do frio na barriga. Foi assim que iniciei o meu primeiro curso de saboaria natural com ervas.

Pouco tempo depois, desenvolvi mais cursos e apostilas. Isso me fez aprofundar meus estudos sobre cosméticos e ingredientes que não usaria, nem para produzir meus produtos muito menos para indicar para minhas alunas.

Depois de anos de prática descobri que, embora não seja possível evitar todos os componentes potencialmente tóxicos em cosméticos, podemos evitar muitos deles. Aprendi também que a simplicidade é incrível. Por exemplo, uma máscara facial feita com três ingredientes pode trazer mais resultados para minha pele do que uma industrializada, cara e cheia de sintéticos.

Hoje posso afirmar que o motivo pelo qual uso cosméticos naturais é muito mais do que evitar ingredientes prejudiciais à saúde: é o prazer em combinar ervas, criar pequenos rituais de autocuidado, resgatar antigas receitas; entrar realmente em contato com a natureza e buscar uma beleza mais suave, que respeita o meu corpo e o planeta.

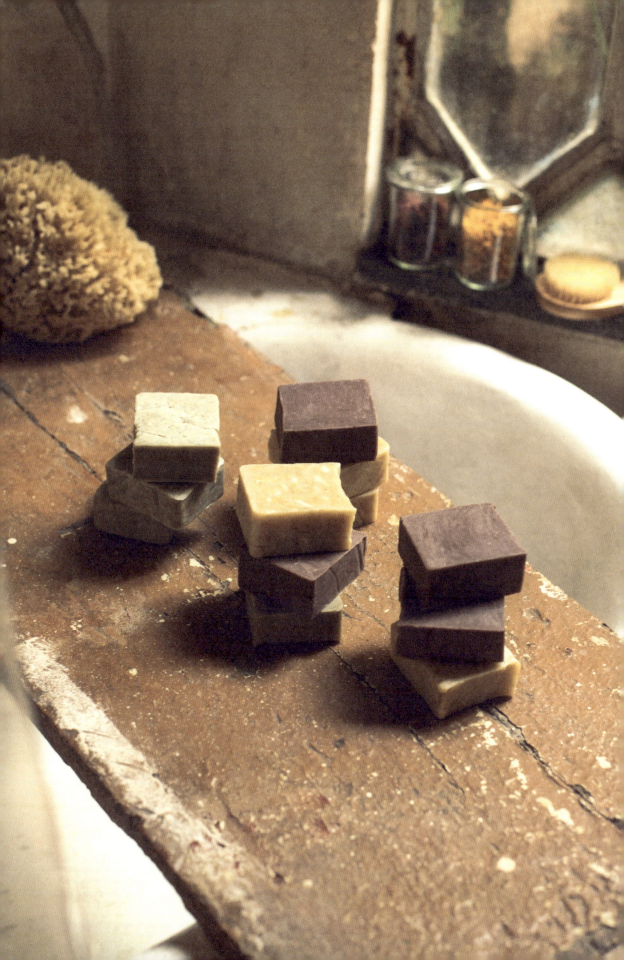

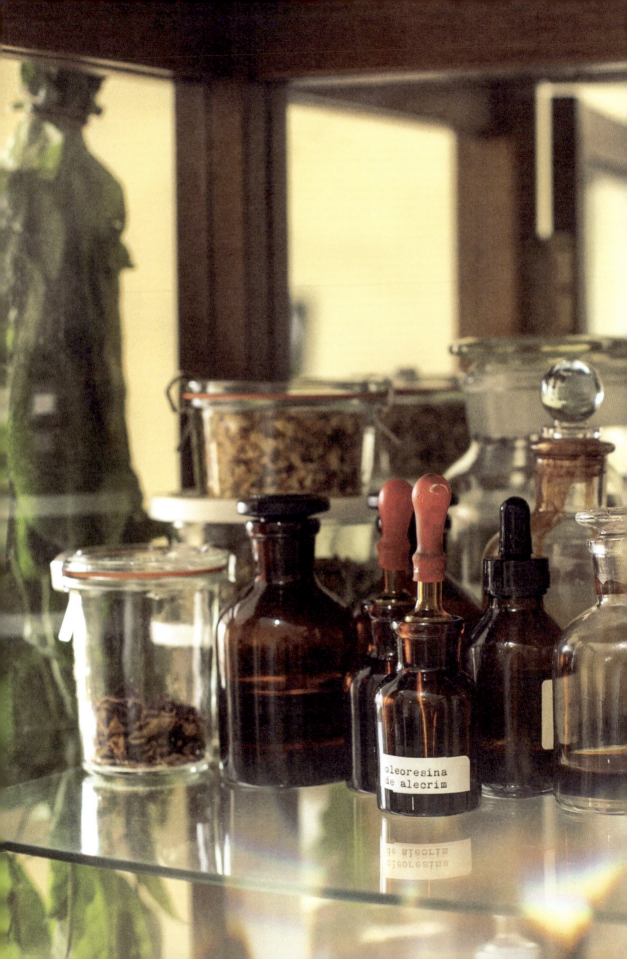

— PARTE I —

COMO COMEÇAR

Desejo que a minha história seja fonte de inspiração, mas cada caminho em busca de uma beleza mais natural é único. Você tem suas motivações para estar lendo este livro, e é muito importante respeitar o próprio tempo e processo.

Nas próximas páginas há algumas dicas para você começar. E uma forma de tornar o processo mais leve e atraente é conduzi-lo suavemente, sem muitas cobranças ou neuras.

Sei que há uma preocupação quando descobrimos que um hidratante pode ser prejudicial; queremos mudar tudo de uma hora para outra. Mas, na prática, é muito difícil fazer a transição dessa forma. A direção seguida é mais importante que a velocidade. Mudanças duradouras são feitas de pequenas atitudes diárias.

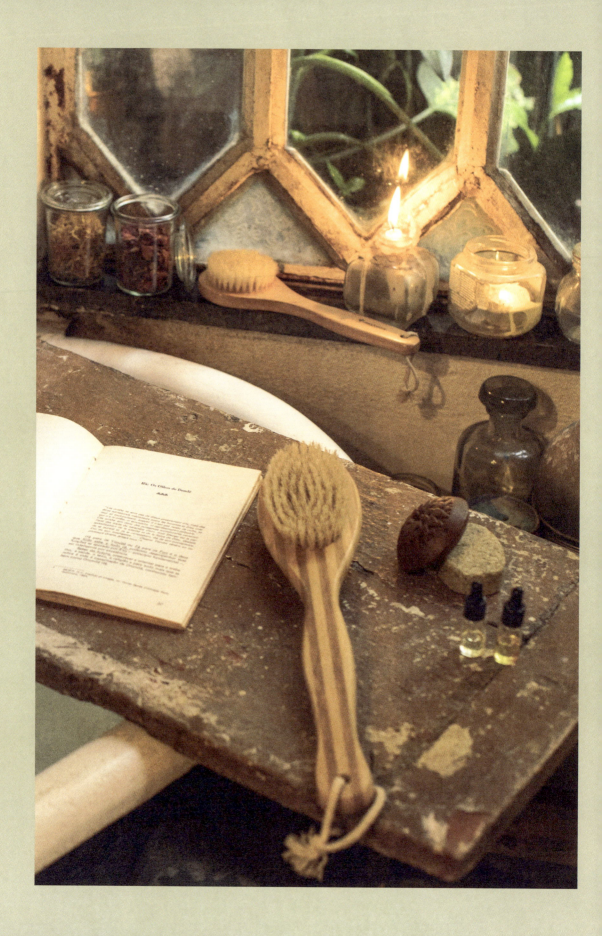

1
POR QUE USAR COSMÉTICOS NATURAIS?

—

Sou encantada pelo fascínio que os cosméticos causam nas pessoas. Acredito que parte do encanto venha de uma certa ordem e harmonia pelo uso de produtos líquidos, cremosos e sólidos das mais variadas cores, texturas e aromas em embalagens atraentes. Além do resultado estético, eu gosto do ritual de aplicá-los no corpo. Fazer cosméticos de uso próprio inclui mais etapas nesse ritual: selecionar ingredientes que a minha pele e o meu cabelo amam, fazer misturas e armazená-las em embalagens lindas, selecionadas por mim, é incrível. Ao seguir cada um desses passos, eu me sinto conectada a antigos saberes que foram sendo esquecidos pela vida apressada que levamos.

Ervas, óleos, água, argilas, resinas, dentre outros ingredientes naturais, eram os itens com os quais os nossos ancestrais contavam para cuidar da beleza e da higiene. Hoje, mesmo sendo possível acessar ingredientes sintéticos seguros — associados aos ingredientes naturais —, já dá para fazer bastante coisa apenas com os recursos extraídos diretamente da natureza.

Até o século XIX, a maioria dos cosméticos era produzida em casa, assim como os alimentos, e somente no século XX essa produção se expandiu. Daí em diante, os ingredientes naturais e as receitas caseiras foram progressivamente substituídos pelos cosméticos industrializados que conhecemos hoje.

Se por um lado isso trouxe praticidade, por outro é preocupante a crescente quantidade de ingredientes sintéticos, pois sua segurança é questionável. Argumentos como melhor desempenho facilitaram a adesão a esses produtos. No entanto, muitos ingredientes presentes nos cosméticos que aqui chamo "convencionais" foram se revelando pouco seguros, para a nossa saúde e o planeta.

Usar cosméticos naturais é uma forma de restabelecer o elo perdido entre a beleza e a natureza; reduzir o consumo e fazer escolhas mais conscientes em relação ao que pôr no corpo, na pele — nosso maior órgão, vivo. Por isso, faz sentido que priorizemos ingredientes vivos, feitos da mesma natureza que nós, que têm uma interação mais gentil com o nosso corpo e o deixam mais feliz.

2

UM CONVITE À TRANSIÇÃO PARA A BELEZA NATURAL

—

A palavra transição pode assustar algumas pessoas, e eu estou aqui para fazer o possível para te tranquilizar caso você seja uma delas. A transição para a beleza natural pode parecer radical, mas não é. Como veremos adiante, ela pode acontecer no seu tempo e não significa abandonar seus cosméticos favoritos completamente.

O que trago aqui são informações para refletirmos sobre problemas no uso excessivo de produtos cosméticos no dia a dia, problemas esses coletivos (ambientais) ou individuais (nossa saúde). A decisão do que fazer com essas informações é toda sua, mas estar lendo este livro já é um sinal de que algo na forma como cosméticos convencionais são usados incomoda você.

Evitar ingredientes que podem prejudicar a saúde e ter hábitos mais sustentáveis são alguns dos motivos que impulsionam a transição. Começo apresentando alguns ingredientes comuns em cosméticos convencionais para que você possa evitar pelo menos uma parte deles, e em seguida vou sugerir algumas etapas para a transição.

Sugiro que você adquira um caderno para acompanhar a leitura. Pode chamá-lo de "Caderno da Beleza" e nele você irá anotar seus aprendizados sobre cosméticos naturais, ervas, receitas, ingredientes e produtos naturais favoritos, além de resultados do uso de cada um deles.

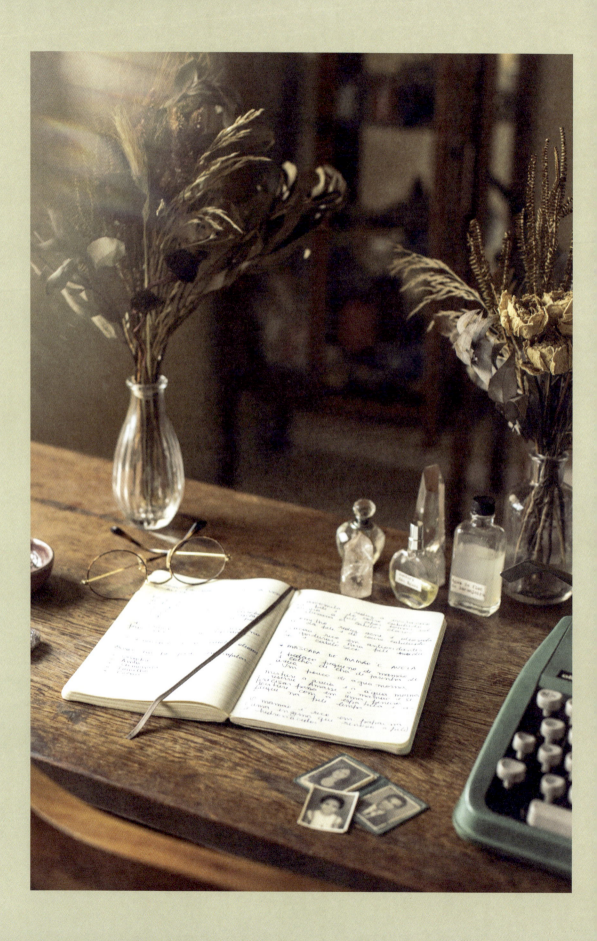

Cosméticos convencionais e ingredientes a serem evitados

Nem todos os ingredientes sintéticos são perigosos. Mas muitos são e suas contraindicações não são tão amplamente divulgadas quanto seus supostos benefícios, uma vez que os fabricantes focam o que fará o consumidor adquirir os produtos, ao destacar na frente do rótulo informações que sugestionam que eles sejam seguros ou até mesmo naturais.

Não há uma legislação que proíba uma marca de escrever a palavra "natural" no rótulo de um produto, mesmo com muitos ingredientes de segurança duvidosa. Por isso precisamos prestar atenção à parte de trás do rótulo: lendo a composição do produto.

Essa leitura pode ser exaustiva, mas ainda bem que hoje em dia existem formas de saber se um produto é seguro por meio de certificações — alguns selos identificam se o cosmético é natural. Aqui no Brasil, existem dois que garantem essa segurança: a Ecocert e o Instituto Biodinâmico de Desenvolvimento (IBD). A Ecocert é uma organização fundada na França, porém atua certificando produtos em várias partes do mundo. O IBD é brasileiro e tem reconhecimento internacional em certificações.

Certificar um cosmético é um processo caro que nem todas as empresas comprometidas a melhorar suas formulações têm como investir, já outras certificam aos poucos. Isso comprova a importância da leitura de rótulos: há cosméticos não certificados que utilizam muitos ingredientes aprovados pelas certificadoras.

Vou listar a seguir alguns ingredientes que devem ser evitados, mas a ausência deles não significa que o produto é completamente seguro, apenas nos dá uma ideia de como começar a excluir alguns cosméticos e, aos poucos, substituí-los por escolhas mais naturais.

DERIVADOS DO PETRÓLEO

Os mais conhecidos são o óleo mineral e a vaselina, também chamada de geleia de petróleo. Dão um aspecto gorduroso ao produto, mas não oferecem nutrientes à pele. Encontramos nos rótulos com nomes como *paraffinum liquidum*, *mineral oil* e *petrolatum* e suas variações. Em vez deles, devemos priorizar cosméticos naturais feitos com gorduras vegetais.

BHT, BHA E TBHQ

BHT (*butylated hydroxytoluene*), BHA (*butilated hydroxyanisole*) e TBHQ (*tertyary butylhydroquinone*) são antioxidantes, porém podem causar alergias, e seu uso prolongado pode aumentar o risco de alguns tipos de câncer, como o de mama. Substituímos por antioxidantes naturais, como a oleorresina de alecrim.

SULFATOS

Estão presentes principalmente em shampoos. São detergentes que limpam de forma excessiva. Podem causar irritação nos olhos e alergias a longo prazo. Nos rótulos, são encontrados por nomes como *sodium lauryl sulfate* ou *sodium laureth sulfate*. Já existem vários substitutos dos sulfatos, como os produtos feitos a partir de óleos e manteigas vegetais saponificados, além de tensoativos derivados do coco e do milho. Alguns tensoativos em pó que entram na composição de shampoos sólidos oferecem limpeza mais suave.

CONSERVANTES

São responsáveis por grande parte das alergias a cosméticos, alguns devem ser evitados por não serem comprovadamente seguros ou por terem sua segurança questionada. São eles:

- ⚘ **Parabenos:** têm facilidade em penetrar e se acumular na pele. Há estudos que os relacionam ao aumento de incidência de câncer dependente de estrógeno, ao prejuízo da saúde reprodutiva masculina e feminina e à pele, além de serem excretados no leite materno. Nos rótulos, vêm como: *methylparaben*, *ethylparaben*, *propylparaben* etc.

- ⚘ **Liberadores de formaldeído:** estão relacionados a alergias e ao processo de formação do câncer induzido pela radiação solar. Alguns conservantes que liberam formol: *DMDM hydantoin*, *diazolidinyl urea*, *imidazolidinyl urea* e *quaternium-15*.

- 🌸 **Outros:** além dos dois tipos citados, outros conservantes que devemos evitar são o *phenoxyethanol* e as tiazolinonas (*methylisothiazolinone*, *cloromethylisothiazolinone*).

O mercado de conservantes naturais tem crescido bastante, inclusive os conservantes utilizados em alimentos têm sido resgatados pela cosmética, como o benzoato de sódio e o sorbato de potássio.

PROTETOR SOLAR

Uma grande quantidade de ingredientes pode causar prejuízos à nossa saúde e à vida marinha, com destaque para os danos à saúde reprodutiva. Exemplos de ingredientes presentes em filtros solares que devemos evitar: derivados do benzelideno cânfora (*3-benzelydene camphor* e *4-methylbenzelidene camphor*), benzofenona-3 (*oxybenzone*), *homosalate* e *ethylexyl methoxynamate*. Como o filtro solar se mostrou um produto essencial à rotina de cuidados, por proteger contra o câncer de pele, e não meramente por questões estéticas, é preciso escolher um que tenha menos ingredientes tóxicos, mesmo que seja impossível ficarmos completamente livres deles. Temos opções de protetor solar com óxido de zinco e dióxido de titânio não nano, cujos tamanhos de partículas são considerados seguros. Entretanto, essas partículas de coloração branca permanecem na superfície da pele, o que pode ser um incômodo para pessoas de pele mais escura, logo uma opção seria o protetor físico — como chamamos o produto feito com óxido de zinco e dióxido de titânio — com um produto com cor escolhido de acordo com o tom de pele, ou um protetor comum livre dos ingredientes citados.

OUTROS

- 🌸 **Complexos de alumínio** (*aluminum chlorohydrate, aluminum chloride*) presentes em desodorantes antitranspirantes.
- 🌸 **Corantes sintéticos**
- 🌸 **Etanolaminas** (DEA-/TEA-/MEA-)
- 🌸 **Fragrância sintética**, descritas no rótulo como *parfum*.

- 🌣 **Talco** (*talc*)
- 🌣 **Propilenoglicol** e **polietilenoglicol** (*propylene glycol, polyethylene glycol*)

Por dentro dos termos: a diferença entre um cosmético natural, orgânico, vegano e *cruelty free*

Pode ser que, quando você começar a substituir cosméticos convencionais por outros mais seguros, acabe se deparando com um ou mais dos termos anteriores e fique confuso. Cada um possui significado próprio e eles não são sinônimos. Alguns produtos podem se encaixar em todos esses termos, enquanto outros em apenas um. Simplificadamente, veja o significado deles:

VEGANO

Cosmético livre de qualquer ingrediente de origem animal e cuja cadeia de produção deve ser livre de exploração animal. Como não há legislação que proíba o uso indevido do termo por empresas de cosméticos, é importante buscar por selos que atestem sua veracidade. Aqui no Brasil, temos o certificado de produto vegano emitido pela Sociedade Vegetariana Brasileira (SVB). Ser vegano não significa necessariamente ser natural, pois não há restrições quanto ao uso de ingredientes sintéticos.

CRUELTY FREE

Nem o produto final nem as matérias-primas são testados em animais. Porém, o produto pode conter ingredientes naturais de origem animal que não passaram por testes, como cera de abelha e lanolina, por exemplo. Há também certificação: procure pelo selo *"cruelty free"* no rótulo e, na dúvida, pesquise sobre a relação entre a empresa e o órgão certificador.

NATURAL

Não possui ingredientes tóxicos. Pode conter uma pequena quantidade de ingredientes sintéticos desde que sejam considerados seguros pelo órgão certificador. A dita quantidade de ingredientes naturais varia de acordo com o órgão certificador, mas geralmente o percentual exigido é alto. A leitura do rótulo assegura que o produto seja natural, ainda que não possua certificação. Um cosmético natural pode conter ingredientes de origem animal.

ORGÂNICO

Para ser considerado orgânico, as exigências são ainda maiores do que para ser considerado natural. Assim como os cosméticos naturais, os orgânicos são livres de ingredientes tóxicos e têm baixo percentual de ingredientes sintéticos, sendo certificados apenas os mais seguros. Cada detalhe da cadeia produtiva deve ser observado. A certificação depende de alguns fatores, entre eles os ingredientes devem ser cultivados livres de agrotóxicos e sem exploração humana em nenhuma etapa de desenvolvimento do produto. O IBD exige que pelo menos 95% dos ingredientes sejam matéria-prima orgânica. Os 5% restantes podem ser água, ingredientes naturais e sintéticos permitidos.

Esses conceitos nos ajudam no momento da compra de produtos prontos. E podemos aplicar alguns deles quando produzimos cosméticos, ao buscar ingredientes de pequenos produtores e do comércio local. Como grande parte dos ingredientes usados na produção de cosméticos caseiros são considerados alimentos, você pode usar alimentos orgânicos ou biodinâmicos.

3
AS ETAPAS DA TRANSIÇÃO

—

Comece devagar

Leva um tempo até completarmos a transição, pois ela envolve muitos detalhes. Precisamos saber o básico sobre composição de cosméticos para não sermos enganados, conhecer os ingredientes naturais que substituem os sintéticos e nos adaptar a eles. Tudo isso leva tempo. Então de nada adianta desistir dos cosméticos que você usou até hoje só porque possuem ingredientes tóxicos. Substitua o que for acabando e aceite o fato de que, provavelmente, alguns deles serão mantidos mesmo não sendo naturais. Alguma mudança já é muito melhor do que nenhuma.

Reduza o número de produtos: compre menos e melhor

Não precisamos de tantos produtos. Uma das coisas que descobri na minha transição é que há muita coisa desnecessária no mercado. E pior: com mais apelos e promessas que resultado. Ao adquirir cosméticos naturais, se informe o máximo possível antes de realizar a compra. Hoje temos não só uma variedade grande de cosméticos naturais, mas também uma infinidade de informações, resenhas e opiniões de clientes na internet.

Aposte em produtos multifuncionais

Dê preferência ao produto que pode ser usado de muitas formas: um creme corporal que possa ser usado nas mãos e até no rosto, salvo demandas específicas; um creme facial pode ser o mesmo da área dos olhos; um creme de pentear pode funcionar como máscara de tratamento ou condicionador. A multifuncionalidade veio para ficar, e as marcas já estão criando produtos com essa descrição. Experimente sem medo.

Faça receitas caseiras

Não precisamos comprar todos os produtos que usamos. Podemos aprender a produzir alguns ou a maioria deles. Isso vai depender da sua afinidade, disponibilidade, curiosidade e tempo. Eu amo produzir os meus, mas isso não quer dizer que eu não goste de comprar e conhecer as novidades do mercado. Algumas pessoas preferem se ater aos cosméticos comprados, acreditando que só esses fazem efeito. Convido-as, então, a experimentar algumas receitas que serão apresentadas na parte III (p. 83) deste livro.

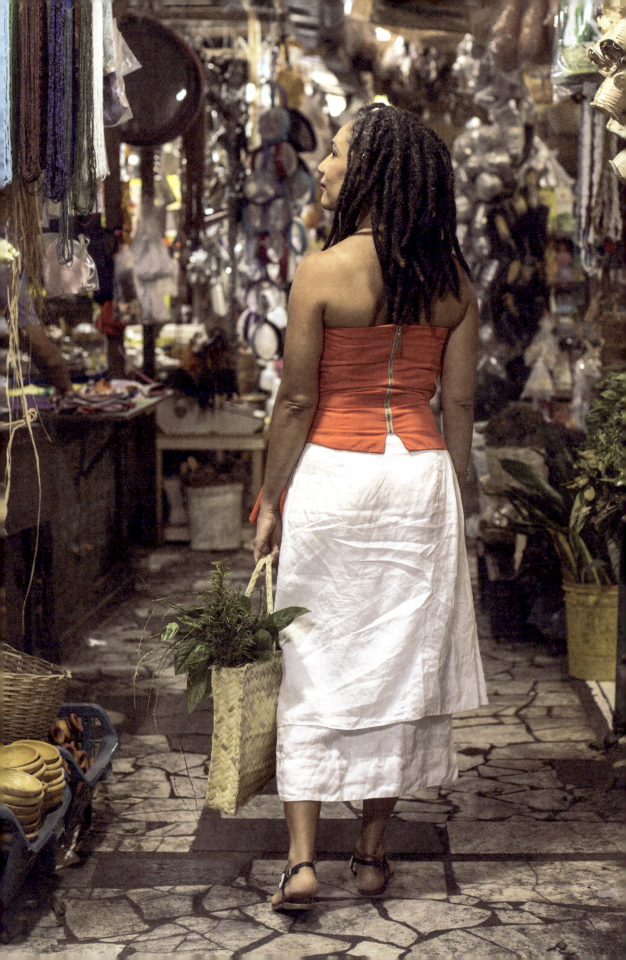

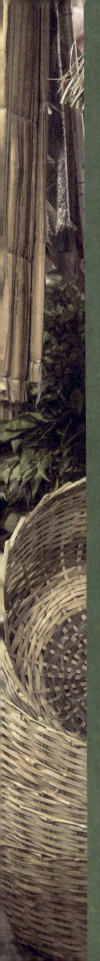

— PARTE II —

INGREDIENTES NATURAIS

Considero fazer alguns — ou muitos — cosméticos a etapa mais divertida da transição para a beleza natural. Tudo o que foi dito até agora é importante para termos consciência da importância e dos benefícios de criar novos hábitos.

Antes de falar sobre receitas, vou apresentar uma lista de ingredientes naturais que te ajudará a selecionar os que mais combinam com a sua pele e o seu cabelo. Assim como o corpo, a escolha dos ingredientes também muda, por isso é tão importante observar como acontece a interação entre nosso corpo e uma determinada erva ou óleo.

É muito fácil se empolgar produzindo os próprios cosméticos quando se tem contato com a imensa diversidade de plantas e argilas do Brasil. Além das plantas nativas, temos muitas espécies adaptadas que podem ser aplicadas no preparo de cosméticos.

A seguir, apresento alguns ingredientes naturais e como eles podem ser usados na beleza. Você não precisa de todos para começar, basta fazer uma seleção de acordo com as suas necessidades.

1
ERVAS E BOTÂNICOS EM GERAL

—

As plantas são os produtos naturais mais acessíveis que podem ser usados nos cuidados com a beleza. Não só pelo baixo custo como pela ampla disponibilidade, e algumas pessoas subestimam o potencial delas justamente por isso. Somos convencidos há anos de que produtos caros são os mais eficientes, mas basta dar uma chance às ervas que descobrimos todo o seu potencial em poucas semanas. Porém, os resultados mais precisos são observados a longo prazo. Como outros ingredientes naturais, as plantas são multifuncionais, o que nos possibilita cobrir uma grande gama de tratamentos com uma pequena variedade de produtos e ativos naturais. Segue uma lista de plantas fáceis de encontrar e suas respectivas propriedades:

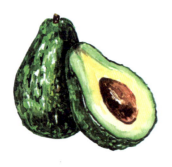

ABACATE (*Persea americana*): a polpa do fruto pode conter até 50% do óleo, fitoesteróis, esqualeno, carotenoides, vitaminas do complexo B, sais minerais e aminoácidos. Possui poder regenerativo e protege enzimas e proteínas com funções importantes na sustentação da pele e, por isso, desacelera o envelhecimento. No cabelo, melhora a elasticidade e promove brilho. Experimente misturar, em partes iguais, um creme de tratamento capilar ou um condicionador com a polpa do abacate e aplique nos fios, deixando agir por dez minutos antes de enxaguar. Faça isso pelo menos uma vez ao mês e verá seu cabelo ficar mais forte e bonito.

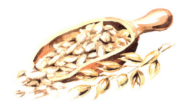

AVEIA (*Avena sativa*): a farinha de aveia faz parte do receituário tradicional de beleza e é usada principalmente como esfoliante. Faz todo sentido que seu uso atravesse os tempos — é emoliente, hidratante, cicatrizante e anti-inflamatória. Contém saponinas, compostos vegetais que produzem espuma e contribuem com a limpeza da pele e do cabelo.

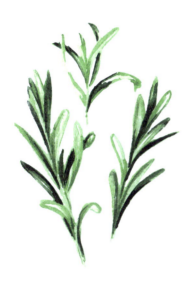

ALECRIM (*Rosmarinus officinalis*): esse ingrediente ficou bastante conhecido na cosmética devido a um produto chamado "água da rainha da Hungria". Dizem que a rainha estava debilitada e, desde que passou a usar um produto contendo alecrim, sua saúde melhorou e a aparência da sua pele também, e ela até foi pedida em casamento. O alecrim é indicado para as peles maduras e oleosas por causa das suas propriedades antissépticas e antioxidantes. Pode ser usado na dermatite seborreica, no couro cabeludo oleoso e para amenizar a caspa. Como bônus, aumenta o brilho dos fios.

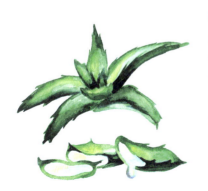

BABOSA (*Aloe barbadensis*): uma das plantas mais utilizadas na beleza. Da polpa das folhas, extraímos um gel cujas propriedades são hidratantes, anti-inflamatórias, cicatrizantes e antimicrobianas. Forma uma película protetora na pele e no cabelo. Trata queimaduras de primeiro e segundo graus, independente da causa.

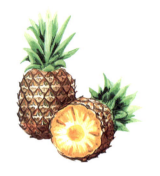

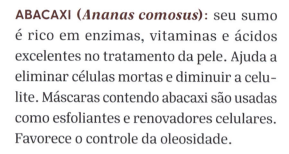

ABACAXI (*Ananas comosus*): seu sumo é rico em enzimas, vitaminas e ácidos excelentes no tratamento da pele. Ajuda a eliminar células mortas e diminuir a celulite. Máscaras contendo abacaxi são usadas como esfoliantes e renovadores celulares. Favorece o controle da oleosidade.

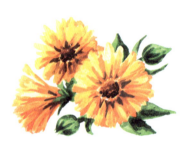

CALÊNDULA (*Calendula officinalis*): uma grande amiga da pele sensível. É anti-inflamatória, antisséptica, regeneradora, emoliente e leve cicatrizante. A pele com rosácea se beneficia muito de produtos feitos com ela. Além disso, pode ser usada em ferimentos, inflamações, herpes e eczemas. Em produtos infantis, previne assaduras na troca de fraldas. Quanto mais amarelo-alaranjado for o tom das calêndulas, maior é a concentração de princípios ativos.

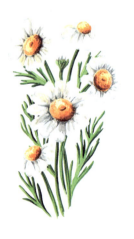

CAMOMILA (*Matricaria recutita*): é anti-inflamatória e diminui a coceira devido a suas propriedades antipruriginosas. Seu uso na pele sensível e de fácil inflamação ou irritação é muito benéfico. Pode ser usada após exposição ao sol e ao vento e melhora sintomas alérgicos. Banhar cabelos claros com chá de camomila acentua a cor e o brilho dos fios.

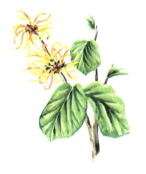
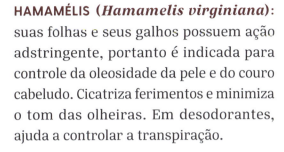

HAMAMÉLIS (*Hamamelis virginiana*): suas folhas e seus galhos possuem ação adstringente, portanto é indicada para controle da oleosidade da pele e do couro cabeludo. Cicatriza ferimentos e minimiza o tom das olheiras. Em desodorantes, ajuda a controlar a transpiração.

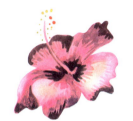

HIBISCO (*Hibiscus sabdariffa*): além da sua bela cor, o hibisco possui ácidos e mucilagens excelentes para a nossa pele. É anti-inflamatório, emoliente e renovador. Suaviza e acalma, além de ser indicado para todo tipo de pele.

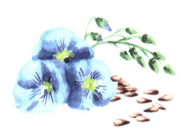

LINHAÇA (*Linum usitatissimum*): o gel das sementes de linhaça ficou bastante conhecido por dar definição aos cachos e às ondas do cabelo, mas ele também é um excelente produto para a pele. É emoliente, anti-inflamatório e ajuda a suavizar rugas. A farinha pode ser usada como esfoliante, porém o indicado é usá-la o mais fresca possível e armazená-la na geladeira, por oxidar facilmente.

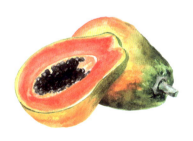

MAMÃO (*Carica papaya*): possui ação parecida com a do abacaxi devido à presença de enzimas proteolíticas e hidroxiácidos. Máscaras feitas com sua polpa amassada esfoliam e renovam a pele. O sumo do mamão pode substituir o abacaxi nas receitas.

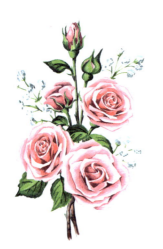

ROSA (*Rosa L.*): os botões de rosa vendidos em casas de chá possuem um delicioso perfume, e cosméticos preparados com eles retêm esse aroma, embora seja bem mais suave do que o dos óleos essenciais. É claro que, se você tiver acesso a rosas frescas de jardim, é melhor ainda. Só não use rosas de buquê, dessas vendidas para decoração, devido ao excesso de agrotóxicos. A rosa tem ação levemente adstringente e auxilia em todas as questões da pele madura, por causa da atividade de antirradicais livres e antioxidantes.

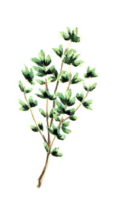

TOMILHO (*Thymus vulgaris*): as folhas de tomilho têm forte ação antisséptica indicada para a pele acneica. É uma alternativa ao óleo essencial, que pode causar queimaduras. Enquanto o chá do tomilho pode ser usado para tratar a caspa, produtos faciais com ele ajudam a controlar a acne.

Na parte III do livro (p. 83), temos diversas receitas utilizando plantas. As ervas, secas ou frescas, podem ser usadas como chás, aplicadas diretamente na pele ou em receitas mais elaboradas. Você pode preparar uma infusão fervendo água filtrada ou mineral e jogar sobre a erva escolhida. A quantidade varia, mas geralmente faço um chá mais concentrado do que se fosse ingeri-lo. Uso duas colheres de sopa para 100 ml de água. Se preferir, use menos erva. Deixe a infusão abafada, espere esfriar, coe e aplique na pele usando um spray. Esse líquido dura até três dias na geladeira. Caso faça alguma receita envolvendo chás, siga as orientações de cada um. Aqui não diferencio chá de infusão, independente da erva usada. É sempre preferível usá-la fresca, mas caso não a encontre, é possível optar pela erva seca.

2
ÓLEOS E MANTEIGAS VEGETAIS

—

Óleos e manteigas vegetais são cosméticos completos, ou seja, seu uso traz maravilhas para nossa beleza. E se você pensa que esse benefício é exclusivo para pessoas com pele ou cabelo secos, se enganou. Não importa qual seu tipo de pele e de cabelo. A natureza com certeza produziu um óleo especialmente para você.

Quem tem pele e cabelo oleosos pode estranhar o benefício de associá-los a mais gordura. Eu tenho uma pele oleosa e acneica e não conseguia compreender de que forma os óleos poderiam funcionar para mim. Alguns são bastante semelhantes à composição lipídica dos nossos tecidos e, ao usar o óleo adequado, a pele não produz mais oleosidade em excesso, ficando, assim, equilibrada. Algumas gotinhas de um óleo mais leve como jojoba, maracujá e linhaça são suficientes. O contrário acontece quando retiramos excessivamente a oleosidade natural com produtos muito detergentes: o corpo forma uma quantidade exacerbada de sebo para compensar o que foi removido. No couro cabeludo, uma massagem com óleos vegetais antes da lavagem remove o excesso de oleosidade, pois semelhante dissolve semelhante. Além disso, você pode nutrir os fios com eles — aplicando apenas no comprimento. O óleo de limpeza na pele age da mesma maneira. Vale destacar que gorduras vegetais ajudam a prevenir a perda de água pela pele, tanto da seca como da oleosa. Em contrapartida, a pele e o cabelo secos se beneficiam muito dos óleos mais pesados, como de abacate e de coco, e das manteigas, como de cacau e de karité. Essas são apenas sugestões. Experimentar é a melhor forma de descobrir seus óleos e manteigas favoritos.

 A propósito, eles são amplamente usados em tratamentos de beleza há milhares de anos. Além de possuírem propriedades cosméticas, são os carreadores mais utilizados para ativos de plantas e óleos essenciais. Chamamos de carreadores ingredientes ou cosméticos que transportam ou servem de veículo a outros ingredientes. No caso dos óleos e manteigas vegetais, eles cumprem essa função quando misturados a óleos essenciais ou a plantas. No último caso, conseguimos carrear ativos das plantas ao preparar um extrato, como o oleato.

 As compras on-line facilitaram o acesso aos mais variados óleos vegetais, mas eu opto por adquiri-los o mais próximo possível de mim. Isso faz com que o preço seja mais acessível e diminui o risco de trazer para casa um produto adulterado. Encontro alguns dos meus favoritos, o de dendê e o de coco, em feirinhas. Gosto muito dos óleos amazônicos também e quando os descobri, fiquei encantada com a diversidade de cores, aromas e texturas. Esse contato me fez concluir que esses são ingredientes acessíveis para a fabricação de cosméticos aqui no Brasil. Fui então substituindo aos poucos o óleo de semente de uva e de amêndoas refinados por óleos prensados a frio vindos de uma cadeia produtiva que eu agora conhecia um pouco melhor.

 Ainda uso óleos importados, mas são a minoria. Portanto, onde quer que você esteja, prefira óleos que tenham passado por poucas mãos. Assim você terá um produto mais fresco, barato e puro.

CONCEITOS IMPORTANTES

Algumas substâncias aparecem em vários óleos apresentados neste livro e, por isso, é interessante entender como elas agem e por que são utilizadas:

1. LECITINA

É um fosfolipídio que age como emulsificante e lubrificante. Na pele, atua como antioxidante, umectante e ajuda a carrear ativos para que eles penetrem na pele.

2. ESQUALENO

Potente emoliente, auxilia na retenção da umidade na pele e estimula a renovação celular.

3. FITO-HORMÔNIO

Hormônios produzidos pelas plantas, a exemplo do β-sitosterol, que é semelhante ao colesterol e dotado de propriedades anti-inflamatórias. Eles previnem o envelhecimento precoce da pele preservando o colágeno e a elasticidade.

ÓLEOS E MANTEIGAS VEGETAIS

ABACATE (*Persea americana*): altamente nutritivo para a pele e o cabelo. Priorize sempre a versão prensada a frio, que possui uma linda cor verde-escuro. É rico em lecitinas, esqualeno, vitaminas A, D e em um fito-hormônio chamado ß-sitosterol. Quando adicionado a cosméticos, estimula a síntese de colágeno e previne o envelhecimento da pele. É empregado popularmente para prevenir e tratar a queda capilar e em fios ressecados.

ANDIROBA (*Carapa guianensis*): possui sabor amargo relacionado com suas propriedades medicinais. Sua composição é muito rica: além dos ácidos graxos, possui terpenos, taninos e alcaloides. Não é à toa que é um dos óleos com fins terapêuticos mais vendidos na Amazônia. Na pele, é usado para tratar inflamações, cicatrizar e afastar insetos. Deixa o cabelo mais brilhante, além de estar bastante presente em sabonetes antiacne. Quando aplicado em massagens, alivia a dor muscular.

CASTANHA-DO-PARÁ (*Bertolletia excelsa*): essa castanha produz um óleo de cor marrom-avermelhada rico em vitaminas A e em fito-hormônios. Tem um aroma de nozes característico e encorpa os fios quando usado em produtos capilares. Pode ser usado para prevenir e tratar estrias durante e depois da gravidez, ajudando a devolver a elasticidade da pele. É um excelente substituto do óleo de amêndoas, geralmente vendido refinado.

COCO (*Cocos nucifera*): amplamente utilizado na cosmética. Foi um dos primeiros óleos que testei quando fiz a transição capilar para assumir meu cabelo naturalmente crespo e me libertar dos alisamentos químicos. Você já deve ter usado esse óleo pelo menos uma vez. É rico em ácido láurico, uma pequena molécula de ácido graxo saturado capaz de penetrar na pele e na fibra capilar. Quando usado no cabelo seco antes da lavagem, previne a perda de proteínas e a quebra — mas deve ser deixado nos fios por algumas horas para uma boa absorção. Quando usado no corpo, ajuda a carrear ativos profundamente na pele, como óleos essenciais ou extratos de plantas. O óleo de coco é empregado no preparo de sabonetes, fazendo-os espumar bastante em contato com a água.

No Brasil há uma variedade de óleos semelhantes ao de coco igualmente ricos em ácido láurico. São eles: licuri, palmiste, babaçu, tucumã (semente) e macaúba. Use aquele cuja extração seja feita no local mais próximo a você.

DENDÊ (*Elais guineensis*): essa planta de origem africana faz parte da minha ancestralidade e produz um óleo de cor vermelho-alaranjada. Sei que soa estranho usar dendê na beleza, mas ele me acompanha há muito tempo. É rico em carotenoides, um importante antioxidante e pigmento que contribui para a proteção da pele e dos fios diante dos danos ambientais como sol e vento, além de prevenir o envelhecimento precoce. Ele também possui tocoferóis, esqualeno e tocotrienóis e facilita a síntese de colágeno e emoliência da pele, deixando-a macia e com boa elasticidade. Devido a sua cor forte, deve ser sempre diluído se for permanecer na pele e no cabelo. Caso você lave a pele ou o cabelo, o óleo puro pode ser usado. Tenha cuidado com roupas claras, pois como diz a música de Paulo Leminski e Moraes Moreira: "mancha de dendê não sai" (mas nada que um bom sabão de coco e força na hora de esfregar não resolva).

Por falar em sabão, além do dendê laranja, existe o que chamamos de "óleo de palma". Trata-se do óleo de dendê depois do processo de refino. Ele tem consistência de manteiga e cor amarelo--clara e é ideal para a produção de sabonetes, conferindo dureza e durabilidade ao produto. Se possível, adquira a versão orgânica.

JOJOBA (*Simmondsia chinensis*): todo mundo que começa a usar óleos vegetais na pele elege os seus favoritos. O de jojoba é o meu para cuidar da área do rosto. Na verdade, ele é uma cera líquida cuja composição é bastante parecida com o sebo da própria pele. Não é comedogênico, podendo ser utilizado tranquilamente por quem tem a pele acneica, e inclusive auxilia na redução da acne. Alivia eczemas, dermatites, eritemas e descamações tanto da pele como do couro cabeludo, sendo o queridinho da pele atópica ou com rosácea. Estimula a proteção e textura saudáveis da pele e previne queloides em ferimentos ou cortes cirúrgicos. Diminui a caspa e a seborreia ao ser massageado no couro cabeludo antes da lavagem. Esse óleo muito estável à oxidação e com aroma bastante suave é primeira escolha no preparo de séruns faciais oleosos para todos os tipos de pele.

LINHAÇA (*Linum usitatissimum*): a semente de linhaça produz um óleo rico em ômega 3 e fito-hormônios. Tem ações secativa, sendo muito indicado para a pele oleosa, e antioxidante, retardando o envelhecimento da pele. No entanto, oxida muito facilmente, por isso deve ser armazenado na geladeira ou associado a algumas gotas da oleorresina de alecrim. Por fim, é uma boa opção para a pele inflamada e alivia os sintomas de alergia.

OLIVA (*Olea europaea*): não é porque é fácil de encontrá-lo que devemos subestimar suas propriedades cosméticas. Possui vitaminas que previnem o envelhecimento da pele, ácidos graxos e esqualeno. Pode ser usado no comprimento do cabelo misturado ao óleo de coco em partes iguais antes da lavagem.

Na cosmética, está presente principalmente na saboaria: confere limpeza suave e emoliência aos sabonetes naturais.

PRACAXI (*Pentaclethra macroloba*): uma das joias da Amazônia. É rico em ácido behênico, conhecido por deixar cabelo e pele sedosos e brilhantes. Contribui para equilibrar a tonalidade de pele, amenizando manchas de idade e estrias. Gosto de pingar algumas gotas da mistura de jojoba e pracaxi em partes iguais como substituto do reparador de pontas capilar industrializado.

ROSA MOSQUETA (*Rosa rubiginosa*): é rico em carotenoides e flavonoides que agem como antioxidantes da pele. Possui o ácido trans-retinoico, que ajuda a clarear manchas e previne queloides. Procure sempre fornecedores confiáveis, pois é um óleo bastante adulterado.

CACAU (*Theobroma cacao*): uma das manteigas mais difundidas no Brasil, com utilização tanto na cosmética como na farmacologia. Em farmácias de manipulação, é usada no preparo de óvulos e supositórios, já na cosmética serve como base para batons. É indicada para cabelos secos e ressecados e rachaduras nos mamilos, lábios e pés. Com seu delicioso aroma de chocolate, é a manteiga que mais aparece nas minhas receitas de cosméticos. Por ser sólida, mesmo em climas mais quentes, gosto de misturá-la com óleo de coco para deixá-la mais maleável.

CUPUAÇU (*Theobroma grandflorum*): a planta do cupuaçu é semelhante à do cacau, mas sua manteiga é mais macia e derrete em contato com a pele. A proporção equilibrada de diferentes ácidos graxos resulta na alta capacidade de reter água na pele, por isso é ideal para a pele seca e durante o inverno. Possui fito-hormônios que auxiliam na cicatrização e no tratamento da dermatite.

KARITÉ (*Butyrospermum parkii*): de origem africana e usada em várias partes do mundo, é conhecida como manteiga de ori ou limo da costa. Dá emoliência e suavidade à pele, ajudando na recuperação da camada protetora. Fortalece e devolve o brilho ao cabelo. Por ser suave, pode ser usada em assaduras de bebês. Considero uma das manteigas mais emolientes que já usei. Porém, há muita comercialização de manteiga de karité refinada, o que leva embora muitos de seus benefícios. Sempre que possível, compro na mão de fornecedores africanos. Caso não encontre alguém que traga direto da fonte, opte pela versão industrializada, mas que seja orgânica e prensada a frio.

BACURI (*Platonia insignis*): macia e de cor marrom, tem alta capacidade de penetração na pele. Trata picadas de inseto, alivia inflamações e forma espuma macia em sabonetes. Gosto de usar em produtos infantis para tratar assaduras de bebês.

Há muito mais óleos e manteigas com aplicações na cosmética, como semente de maracujá, murumuru, rícino, ucuúba, buriti, gergelim etc. Você pode sempre continuar pesquisando e aumentando a lista.

Alguns óleos ocasionalmente ficam em evidência e trazem prejuízos para as comunidades do local de extração. Foi o que aconteceu com o óleo de argan, já que a planta que o origina não era amplamente cultivada quando entrou na moda. Outros são extraídos tão longe de nós que, quando chegam nas nossas mãos, já estão altamente processados ou oxidados. Por isso reforço: prefira óleos cuja cadeia produtiva você conheça minimamente, isso é um princípio da prática da cosmética sustentável.

3
AROMATERAPIA E ÓLEOS ESSENCIAIS

—

Óleos essenciais são ingredientes muito especiais extraídos de plantas. O método de extração mais conhecido é por destilação, mas também pode ser obtido por solventes orgânicos, prensagem ou por CO_2 supercrítico.

Eles estão nas plantas na forma de gotículas e algumas de suas funções são ajustar temperaturas baixas ou altas, repelir pragas e ervas daninhas, proteger as plantas de doenças e parasitas e atrair polinizadores. Assim como as argilas, os óleos essenciais também foram formados através do estresse ambiental resultante de milhares de anos.

O aroma de um óleo essencial penetra no nariz e chega ao sistema límbico, lá agindo subconscientemente. Esse sistema é uma das primeiras partes do cérebro a serem formadas e está bastante ligado a reação a estímulos, atração ou repulsa sexual, dor, prazer, raiva, medo e aprendizagem.

Devemos ter muito respeito ao utilizar esses ingredientes, pois para se extrair uma pequena quantidade de óleo é necessária uma grande quantidade de planta. Algumas possuem rendimento mais alto, outras mais baixo, e esse é um dos fatores que diferenciam o preço de um óleo essencial do outro.

Ao contrário dos óleos vegetais, que podem ser usados em grandes quantidades na pele e até mesmo puro, os óleos essenciais devem ser diluídos antes do uso devido a sua alta concentração. Sem respeitar essa regra, podemos ter problemas posteriores, como reações alérgicas.

Quando tratamos uma condição de saúde com óleos essenciais, a pele e a inalação são as vias mais conhecidas. Ao aplicar cosméticos com óleos essenciais na pele há uma ação direta sobre ela, pois eles possuem propriedades que melhoram diversos de seus desequilíbrios. E, ao inalar os óleos essenciais, promove-se o bem-estar, que se reflete na nossa vitalidade como um todo.

Óleos essenciais podem melhorar o sistema de defesa da nossa pele, uniformizar a textura e a tonalidade, ajudar na cicatrização de feridas e reduzir inflamações, coceiras, alergias e lesões provocadas pela acne. Auxiliam também na eliminação de radicais livres e estimulam a regeneração celular e a produção de colágeno.

Há quem ainda acredite que o efeito dos óleos essenciais seja muito discreto, placebo ou dependa de fé. Embora os estudos sobre esses efeitos abranjam mais o uso medicinal, já encontramos muitos artigos sobre os impactos positivos na pele e no couro cabeludo.

Eles são os ingredientes mais potentes que você vai acrescentar no seu cosmético, e alguns podem inclusive ser abrasivos. Portanto se atente à diluição. A melhor forma de diluir óleos essenciais é em composições que contenham óleo, álcool ou tensoativos: óleos, manteigas, cremes, shampoos, sabonetes ou tônicos à base de álcool. Conseguimos dispersar o óleo essencial no gel e na máscara de argila devido à viscosidade deles. É sempre necessário misturar bastante para assegurar que sua totalidade seja incorporada.

Enquanto as essências sintéticas são responsáveis apenas pelo cheiro, os óleos essenciais, além de perfumar, cuidam da nossa pele. Essências sintéticas estão associadas a muitos casos de alergia, tanto de pele como respiratória. Embora óleos essenciais também possam causar alergias, isso é muito mais raro acontecer.

Aqui vai uma pequena lista de óleos essenciais para você começar. Preste bem atenção não só aos efeitos físicos, mas também aos emocionais, e escolha aquele que tenha mais a ver com as suas necessidades no momento. É muito importante que o aroma seja agradável para você. Se não tiver aprofundamento em aromaterapia, comece utilizando apenas um ou dois no mesmo cosmético. Se sentir algum incômodo como irritabilidade, letargia, sensibilidade da pele, agitação ou outra reação adversa, suspenda o uso. Caso tenha alguma doença ou esteja grávida, consulte um aromaterapeuta, pois os óleos essenciais possuem contraindicações.

Como usar na pele

Uma das maiores dúvidas para quem está conhecendo os óleos essenciais é a quantidade de gotas. No começo da minha jornada com a aromaterapia, eu utilizava uma quantidade bem maior do que atualmente, mas a experiência e os estudos contínuos me levaram a perceber que estava desperdiçando um recurso tão precioso, além de poder causar sensibilização. Fui percebendo que pequenas quantidades oferecem resultados fabulosos. Comece sempre com as menores diluições. Antes de apresentar uma tabela com sugestões de uso, deixo alguns conselhos:

- Siga sempre as medidas recomendadas nas receitas.

- Só faça substituição de óleos essenciais se você conhecer bem o óleo que irá usar.

- Alguns óleos essenciais devem ser usados com parcimônia, como canela, tomilho, orégano e cravo, pois podem queimar a pele.

- Aromas cítricos podem reagir com a pele na presença do sol causando manchas, principalmente o óleo de bergamota e de limão. Isso não é um problema quando se trata de produtos com enxágue, porém devemos evitá-los em produtos que permanecem na pele, como cremes. Há versões de óleos essenciais cítricos livres de furanocumarinas (LFC), e elas podem ser usadas durante o dia em exposição solar.

- Se for usar um óleo essencial que você não conhece, procure informações confiáveis sobre toxicidade, quantidade limite e segurança.

- Quero estimular você a fazer as próprias receitas, mas vá aos poucos e, à medida que adquire conhecimento, vai se tornar mais confiante.

- Este livro oferece informações básicas, mas você pode se aprofundar fazendo cursos e lendo livros sobre aromaterapia.

Diluição dos óleos essenciais

A medição por gotas é uma maneira prática de usar os óleos essenciais. Em uma embalagem comum de óleo essencial, consideramos 25 gotas aproximadamente equivalentes a 1 ml. Óleos mais grossos são retirados por embalagens com cânula de vidro. Se for muito grande, considere uma gota equivalente a duas. Em produtos cosméticos como creme, gel, sérum, óleos, shampoos, condicionadores e bálsamos, siga essa quantidade para cada 100 ml ou 100 g de produto: para capilares e corporais, use entre 25 e 50 gotas; para faciais, entre 15 e 25 gotas. No caso de uso pontual (acne, pequenas manchas e picadas de inseto), você pode usar até 15 gotas por 10 ml. Na máscara de argila, use no máximo duas gotas. Outras dosagens mais específicas podem ser aprendidas em um curso de aromaterapia.

Há ainda a possibilidade de usar os óleos essenciais em um difusor de ambiente ou em um difusor pessoal para o alívio ou o equilíbrio de questões emocionais. Gosto do difusor de ambiente ultrassônico, pois ele não os aquece. Pingue de 5 a 15 gotas no difusor de ambiente a depender do tamanho do cômodo e da quantidade de pessoas presente. Comece com a menor quantidade. No difusor pessoal de aromas, use de 1 a 3 gotas em um pequeno chumaço de algodão e introduza-o no orifício.

Dando sequência, conheça alguns óleos essenciais que podem ser usados na beleza:

ALECRIM (*Rosmarinus officinalis*): essa planta utilizada há tanto tempo para fins medicinais, espirituais e cosméticos produz um óleo essencial capaz de combater radicais livres na pele e, com isso, reduzir danos. Combate a *Cutibacterium acnes*, bactéria que é uma das causas possíveis da acne. Possui aroma fresco e herbal.

Equilíbrio emocional: tem efeito estimulante. É chamado de "óleo dos estudantes" e melhora a cognição, a vigilância e o ânimo. Contribui com o foco e o aprofundamento da respiração.

Atenção: existem variedades do óleo essencial de alecrim, chamadas de quimiotipos. O mais comum e que vou abordar aqui é o com maior concentração de cânfora (alecrim QT cânfora). Na dúvida, pergunte ao fornecedor.

BERGAMOTA (*Citrus bergamia*): é extraído do fruto e tem um cheiro cítrico e fresco. É antisséptico, cicatrizante e adstringente, por isso é bastante usado na pele acneica. Por causar manchas em contato com o sol, opte pela versão livre de furanocumarinas (LFC).

Equilíbrio emocional: possui ação ansiolítica e levemente antidepressiva, além de melhorar os sintomas provocados pelo estresse e ajudar a aliviar dores em geral.

CAPIM-LIMÃO (*Cymbopogon citratus*): também conhecido como capim-santo ou lemongrass, seu óleo essencial é de aroma cítrico e herbal. Quando usado em massagens, contribui para a eliminação de toxinas e diminui a celulite, além de ativar a circulação sanguínea. É tonificante. Possui ação antialérgica, anti-inflamatória e antifúngica. Ajuda a controlar oleosidade excessiva da pele e do couro cabeludo. Diminui o suor abundante, sendo indicado para uso em desodorantes. Purifica o ambiente e as vias respiratórias.

Equilíbrio emocional: tem ação ansiolítica e relaxante e ameniza a fadiga física e mental.

CIPRESTE (*Cupressus sempervirens*): é antioxidante e atua na eliminação de radicais livres da pele. Em cosméticos para a pele madura, ajuda a preservar o colágeno. É considerado um regenerador. Tem ação antisséptica, antimicrobiana e cicatrizante, e suaviza as lesões de acne, cistos sebáceos e furúnculos. Equilibra o suor em excesso. Em massagens corporais, diminui a retenção de líquidos. Indicado para couro cabeludo oleoso e ao ser usado em shampoos ajuda no controle da caspa e da seborreia.

Equilíbrio emocional: seu cheiro fresco de floresta colabora para atingirmos um estado de tranquilidade, como quando estamos em contato com a natureza e com o aroma puro de uma mata fechada. É um purificador do corpo e do espírito. Auxilia no fechamento de ciclos e no desapego.

GERÂNIO (*Pelargonium Graveolens*): tem cheiro floral que lembra rosa. A depender da variedade, é mais ou menos herbal. Possui atividade antimicrobiana contra *Staphylococcus aureus*, uma bactéria que pode causar infecções cutâneas, pulmonares, cardíacas e ósseas. Seu uso nos cuidados com a pele é muito antigo. Tem ação anti-inflamatória e é indicado para a pele madura por inibir a degradação do colágeno.

Equilíbrio emocional: inalar o óleo essencial de gerânio ajuda a diminuir a ansiedade. Possui ação antidepressiva, e a sabedoria popular afirma que ele acalma o coração e fortalece a autoestima.

HORTELÃ-PIMENTA (*Mentha piperita*): estimula a circulação e pode ser usado no tratamento da celulite e das varizes. Quando aplicado no couro cabeludo, trata e previne a queda.

Equilíbrio emocional: alivia dores de cabeça e dores musculares. Refresca o ambiente e ajuda a aprofundar a respiração.

JUREMA-BRANCA (*Mimosa verrucosa*): tem aroma herbal levemente adocicado. É anti-inflamatório e trata cistos, acne e furúnculos. Indicado para cabelo e pele oleosos.

Equilíbrio emocional: seu cheiro de mata é imunoestimulante e ajuda a diminuir a ansiedade, aliviando os efeitos negativos do ambiente artificial das grandes cidades. Relaxa e melhora o desempenho nos estudos, aumentando os níveis de concentração.

LARANJA-DOCE (*Citrus x sinensis*): o óleo geralmente é prensado da casca. É bastante utilizado em produtos capilares e sabonetes, pelo baixo custo, pelo aroma agradável e por ajudar a desengordurar a pele e o cabelo sem ressecá-los.

Equilíbrio emocional: é revigorante e provoca estados de alegria e relaxamento.

Atenção: não se expor ao sol se for usar produtos sem enxágue na pele.

LAVANDA (*Lavandula angustifolia*): estimula a eliminação de radicais livres. Possui atividade antialérgica, anti-inflamatória e antibacteriana. É um dos óleos mais utilizados e tem aroma fresco, que agrada a maioria das pessoas.

Equilíbrio emocional: ajuda em casos de insônia. Para isso recomenda-se a inalação ou massagem corporal com óleo de lavanda à noite. Cria um ambiente mais tranquilo em situações estressantes e reduz a ansiedade sem provocar letargia.

Atenção: recentemente o cultivo e a destilação da lavanda que cresce no Brasil se expandiram. Porém, nossa espécie (*Lavandula dentata*) possui efeitos estimulantes e revigorantes. Para fins de relaxamento, procure espécies ricas em linalol, como a cultivada na França, por exemplo.

MELALEUCA (*Melaleuca altenifolia*): com cheiro marcante e herbal, o óleo essencial de melaleuca (ou *tea tree*) é um dos mais utilizados na pele. Seu efeito mais conhecido é o antimicrobiano, por isso é útil para tratar lesões de acne. Um efeito menos conhecido é o anti--histamínico, sendo indicado para alergias de pele.

Equilíbrio emocional: usado em difusor de ambiente, ajuda a purificar o local.

OLÍBANO (*Boswellia carterii*): o óleo essencial é extraído da resina da planta e tem aroma picante, seco e levemente cítrico. Tonifica a pele e contribui para sua firmeza.

Equilíbrio emocional: a resina de olíbano remonta aos tempos dos antigos egípcios, que o queimavam no período da manhã, sendo essa planta relacionada ao sol. Possui efeito equilibrador, ao mesmo tempo estimulante e relaxante, afetando positivamente a cognição. O óleo essencial pode ser usado no difusor, e a resina pode ser queimada para purificar o ambiente e favorecer as atividades realizadas durante o dia.

PATCHULI (*Pogostemon cablin*): é um potente cicatrizante e anti-inflamatório. Complementa o tratamento de eczema e revitaliza a pele. É indicado para as peles com vasinhos aparentes ou de colo e pescoço avermelhados.

Equilíbrio emocional: tem efeito calmante. Seu aroma terroso traz estabilidade e aconchego.

PIMENTA-ROSA (*Schinus mole*): esse óleo essencial é extraído dos pequenos frutos vermelhos da aroeira. É um bactericida de amplo espectro e pode ser usado como antisséptico e cicatrizante da pele. Embora tenha nome de pimenta, não causa ardor. Em pequenas quantidades, tem um cheiro muito peculiar e agradável.

Equilíbrio emocional: é indicado como antidepressivo natural.

VETIVER (*Vetiveria zizanioides*): o óleo extraído das raízes dessa planta é muito benéfico para a pele seca ou desidratada. Clareia manchas ajudando a uniformizar a tonalidade da pele.

Equilíbrio emocional: auxilia no relaxamento e na concentração. É considerado um aroma *Yin*, equilibrando diversos aspectos relacionados à feminilidade.

YLANG YLANG (*Cananga odorata*): acalma e regenera a pele. Usado tradicionalmente em produtos capilares para dar brilho.

Equilíbrio emocional: acalma e relaxa. É bastante usado como afrodisíaco. Seu cheiro floral e doce melhora a autoestima e a sensualidade de quem se identifica com ele.

Atenção: as melhores versões são o ylang extra, o completo e o extraído por CO_2.

Há uma infinidade de óleos essenciais com aplicação na cosmética, e você pode continuar explorando esse universo. Reuni aqui uma pequena amostra a fim de despertar seu interesse. Embora haja uma grande variedade, isso não significa que é necessário ter todos. Foque os que melhor atendem suas necessidades.

Resinas e seivas

Além dos óleos essenciais, podemos adicionar resinas aos nossos cosméticos. Elas podem ser sólidas ou líquidas, quando são chamadas de oleorresinas — usadas diretamente nos produtos da mesma forma que os óleos essenciais. Já as resinas sólidas não podem ser utilizadas diretamente nos cosméticos. Em vez disso, devemos fabricar tinturas a partir delas, e só então aplicá-las nos produtos.

COMO PREPARAR TINTURA A PARTIR DE UMA RESINA SÓLIDA

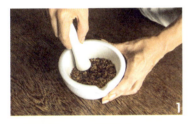
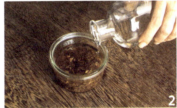
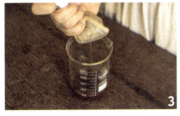
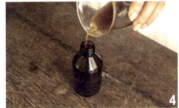

1. Quebre a resina no menor tamanho que conseguir em um gral de cerâmica ou pilão. 2. Ponha dentro de um frasco de vidro. Acrescente álcool de cereais até cobrir um dedo acima da resina. Deixe macerando por trinta dias. 3. Depois desse período, coe em um filtro de café. 4. Armazene em um vidro escuro, de preferência com conta-gotas. Você pode usar até o dobro da quantidade em relação ao óleo essencial, pois na tintura os componentes se encontram em menor quantidade, embora a utilidade seja a mesma.

AMESCLA/BREU BRANCO (*Protium heptaphyllum*): resina sólida de cor acinzentada ou levemente amarelada. Possui propriedades anti--inflamatórias aliviando dores reumáticas, torções e machucados. Ajuda na recuperação de furúnculos e abcessos.

Equilíbrio emocional: quando queimado como incenso, purifica o ambiente e facilita a meditação. Alivia dores de cabeça.

COPAÍBA (*Copaifera langsdorffii*): é conhecida como óleo de copaíba, mas na verdade é uma oleorresina com características bem diferentes dos óleos vegetais ou óleos fixos compostos principalmente por ácidos graxos. Ela é extraída diretamente do tronco da árvore e contém até metade de óleo essencial. É anti-inflamatória, antioxidante, antisséptica e cicatrizante. Um dos seus principais componentes é o ß-cariofileno, presente em muitos óleos essenciais e com função anti-inflamatória e analgésica. Quando a copaíba é usada na pele, age nos receptores canabinoides cb2, modulando tanto a inflamação como a imunidade.

SANGUE DE DRAGÃO (*Croton lechleri*): é uma seiva de cor vermelha. Diferentemente dos óleos essenciais e das oleorresinas, não é solúvel em óleo, e sim em água. Por isso deve ser usada em produtos como cremes e tônicos. É altamente cicatrizante, estimula a síntese de colágeno e a proteção da pele. Possui ação antiacne e anti-inflamatória. Alivia em caso de lesões de acne, picadas de inseto e pequenos cortes. Tem picnogenol, um potente antioxidante natural. Pode ser usada pura diretamente na pele, em pequenas quantidades.

OLEORRESINA DE ALECRIM (*Rosmarinus officinalis oleoresin extract*): tem ação antioxidante, não apenas na pele como nos cosméticos — duas gotas para cada 50 ml de óleo vegetal retardam sua oxidação. Embora venham da mesma planta, a oleorresina e o óleo essencial de alecrim possuem composições completamente diferentes devido ao processo de extração. A primeira tem uma cor verde-escura, enquanto o segundo é transparente.

Atenção: A oleorresina de alecrim pode ser substituída pela vitamina E natural, mas a vitamina E deve ser usada em quantidade cinco vezes maior. Ou seja, se em uma receita usamos 4 gotas da oleorresina de alecrim, deve-se adicionar 20 gotas da vitamina E.

MIRRA (*Commiphora myrrha*): o uso da resina de mirra é milenar. Seu extrato, quando presente em cosméticos, protege a pele do frio e tem efeito lifting. Melhora rachaduras e eczemas. Tem conexão com o entardecer e os ritos femininos, podendo ser queimada em rituais lunares. A resina de mirra, assim como a de amescla, é sólida. Não confunda com uma planta de folhas muito aromáticas cujo nome popular também é mirra.

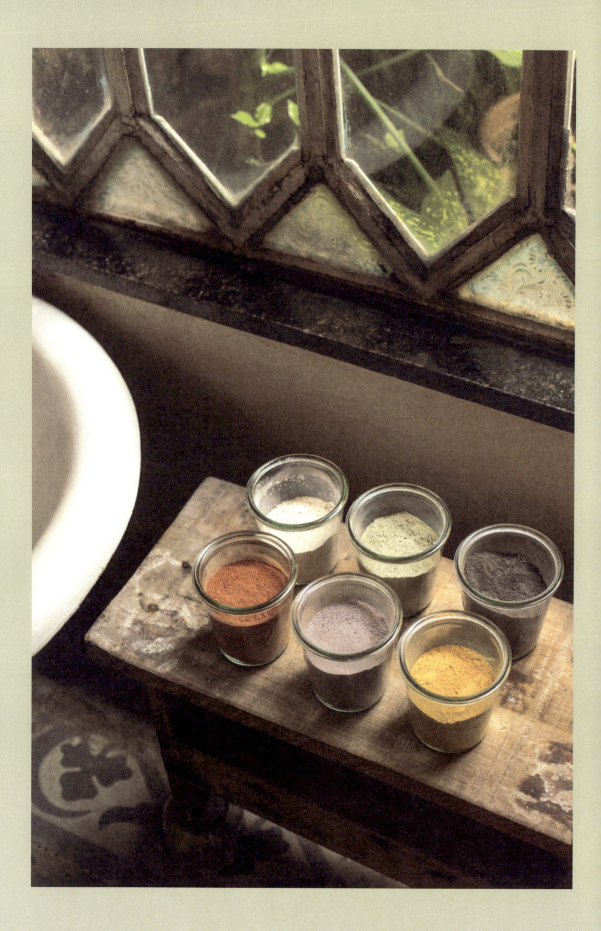

4
ARGILAS
—

Toda argila é resultado da fragmentação de rochas, mas seus diferentes tipos têm relação com os intemperismos pelos quais essas rochas passaram. Usá-la nos faz entrar em contato com o elemento terra, que traz aconchego, nutrição e força.

Cada cor de argila possui uma combinação única de minerais, o que facilitará sua escolha ao fazer um tratamento cosmético, porém todas são desintoxicantes, absorventes, tensoras, nutridoras e esfoliantes. Também melhoram a atividade energética das células, deixando a pele mais saudável e revitalizada.

Quando usamos argila, podemos perceber que a área de aplicação fica avermelhada depois do enxágue, pois a atividade celular sofre alteração e a circulação sanguínea é estimulada, melhorando a oxigenação. A pele volta à tonalidade normal depois de alguns minutos da remoção.

Caso a vermelhidão ou irritação persista, pode ser que você seja muito sensível ou esteja reagindo a algum componente da argila. A vermelha, a verde e a preta são as que mais podem causar reação. Se sua pele reagir a alguma delas, prefira a rosa, a roxa, a amarela ou a branca. Um truque para suavizar qualquer tipo de argila é misturá-la em partes iguais à da argila branca, a mais delicada de todas.

A frequência de uso indicada é de uma a três vezes por semana. Você pode começar com uma periodicidade maior e ir diminuindo à medida que a pele apresentar sinais de melhora.

Busque argilas coletadas em áreas longe de poluição e retiradas de uma profundidade de mais de um metro. Depois de misturadas com água, elas devem ser finas e formar um creme. Se formarem misturas grosseiras, são de qualidade inferior.

Um jeito de ativar as propriedades da argila é solarizá-la: armazene em um pote de vidro transparente com tampa de madeira ou plástico. Na véspera do uso, destampe o recipiente e deixe a luz solar entrar. Ao manipulá-la, evite metais e prefira objetos de madeira, cerâmica, vidro e, em último caso, plástico ou silicone.

Uma mistura de argila com água ou chá, além de bastante poderosa, é a melhor forma de aproveitar seu poder desintoxicante. Você pode preparar máscaras mais complexas acrescentando óleos essenciais, gel de babosa, hidrolato, melado de cana ou pós botânicos como cacau, açaí, cúrcuma, leite vegetal etc. Experimente e veja na prática quais combinações são mais agradáveis. Particularmente, prefiro misturas de poucos elementos em respeito à potência de cada ingrediente. Caso opte por óleos essenciais, uma gota por máscara é suficiente, e não se esqueça de misturar bastante para que o óleo essencial se disperse no todo.

O uso mais comum das argilas na beleza é a máscara facial, mas elas podem ser aplicadas no pescoço, no colo ou em outras partes do corpo. O couro cabeludo e o cabelo também se beneficiam delas. Abaixo está a variedade de cores, bem como suas características e indicações de uso.

ARGILA VERDE: a mais indicada para a pele oleosa e acneica. Ajuda a equilibrar a oleosidade do couro cabeludo e tratar a caspa e a seborreia. Atua diminuindo a aparência dos poros abertos, equilibra e acalma a pele, desinflama espinhas e melhora a circulação. É adstringente, cicatrizante, bactericida, seborreguladora e esfoliante. Dissolve camadas que encobrem acnes, cravos, pústulas, cistos sebáceos e furúnculos, facilitando a remoção. Desobstrui os folículos pilosos, auxiliando o crescimento saudável do cabelo.

ARGILA VERMELHA: altamente estimulante da circulação sanguínea. Oxigena a pele acneica, clareando manchas avermelhadas. Estimula o metabolismo celular, acelerando processos de supuração e recuperação de lesões como bolhas, placas, cistos sebáceos, furúnculos e manchas roxas na pele. É rejuvenescedora, suaviza linhas de expressão e dá brilho à pele. Estimula a síntese de colágeno. É a argila perfeita para cuidar da pele madura, ao passo que as peles sensíveis não a suportam muito bem. Se for o seu caso, misture a argila vermelha à branca em partes iguais ou prefira a argila rosa.

ARGILA BRANCA: dentre todas, a mais suave. Ajuda na produção de colágeno, elastina e queratina, além da mineralização do cabelo, da unha e da pele. Promove a oxigenação cutânea e tem efeito descongestionante, calmante e higienizante. Por agir delicadamente, ela não resseca, podendo ser usada na pele ou no couro cabeludo secos e sensíveis, embora todos os tipos de pele se beneficiem dela. Suaviza rugas e manchas causadas pelo sol ou qualquer mancha de tom acastanhado, como melasmas e cloasmas.

ARGILA ROXA: é a argila do inverno, muito benéfica para peles e climas secos. Ela refresca, acalma, atenua linhas e revitaliza. É anti-inflamatória e diminui edemas. Pode ser usada na pele sensível, que a tolera bem, e depois de procedimentos estéticos como limpeza de pele. É indicada para o tratamento de varizes, vasinhos no rosto (telangectasia) e colo avermelhado (poliquilodermia).

ARGILA PRETA: estimula a circulação sanguínea e a desintoxicação da pele. É cicatrizante, anti-inflamatória e descongestionante. Possui ação anticaspa e antisseborreica. Não dilui em água tão facilmente como as demais devido a uma menor solubilidade de alguns minerais que a compõem. Demanda que você mexa bem até formar uma mistura consistente. Pelo mesmo motivo, não é tão fácil de ser removida da pele. Enxágue e remova qualquer resíduo com um disco de tecido ou algodão embebido em água ou chá.

ARGILA AMARELA: sua cor radiante já indica parte das suas propriedades. É a argila refrescante do verão, maravilhosa para cuidar da pele e do cabelo que sofreu ação do cloro, vento, sol e água do mar, trazendo maciez e atuando em defesa da ação dos radicais livres. Além da pele, hidrata cabelos danificados e porosos ao reparar provisoriamente a cutícula, evitando mais danos. Previne o envelhecimento e ilumina a pele. As peles maduras e cansadas ganham viço e frescor ao receberem máscaras de argila amarela com frequência. Atenua a flacidez, melhorando a elasticidade cutânea.

ARGILA ROSA: realça o brilho da pele e estimula sua imunidade natural. É relaxante, antialérgica e revitaliza a pele seca, sendo uma ótima escolha para picadas de inseto e para aliviar qualquer tipo de comichão causado por alergia. É a mistura de características das argilas vermelha e branca.

CRISTAL DE QUARTZO: composto de sílica, serve ao propósito de esfoliar a pele, renovando-a e preparando-a para receber a máscara de argila e estimulando a formação de colágeno. Deve ser diluído em água, chá, hidrolato ou melado de cana, então massageie suavemente a pele limpa em movimentos circulares. Algumas pessoas priorizam a esfoliação com cristais antes de usar a argila no mesmo dia, outras preferem fazer a esfoliação em dias alternados. Veja como sua pele reage melhor.

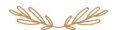

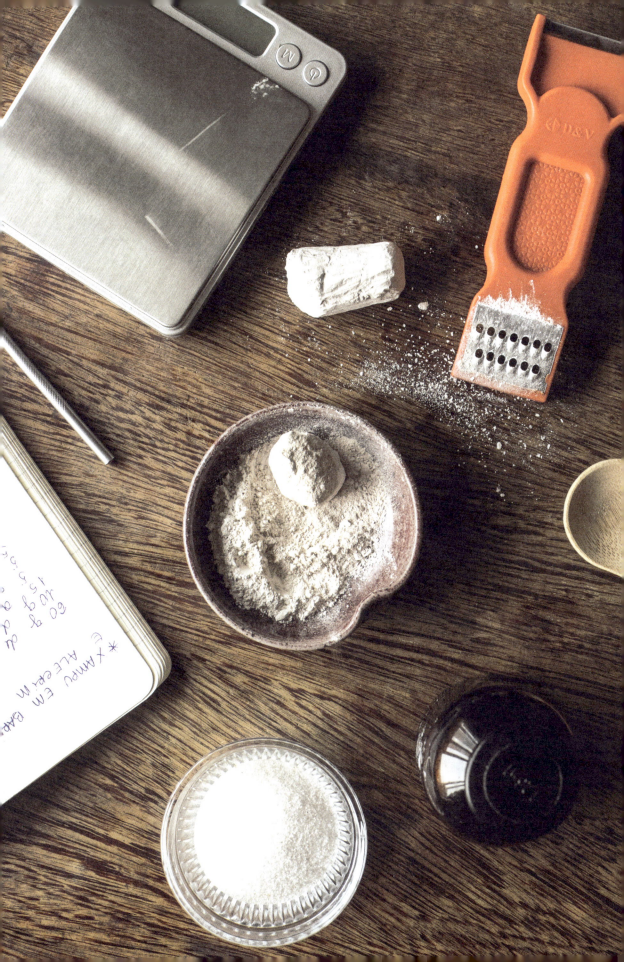

5
OUTROS INGREDIENTES NATURAIS

—

Há certos ingredientes de cosméticos que não se encaixam nas listas anteriores, por isso criei esta seção. Eles estão presentes em receitas e alguns podem ser usados diretamente no corpo.

VINAGRE DE MAÇÃ: um produto da fermentação da maçã. Quando diluído, é um excelente tônico para a pele. Alivia os sintomas de eczemas, queimaduras leves e alergias, ajuda a controlar a acne e serve como condicionador. Prefira o vinagre orgânico e vivo, que possui microrganismos do bem depositados no fundo da embalagem, deixando o produto turvo, o que causa estranheza, mas é uma característica positiva. Recomendo o vinagre de maçã porque é o mais fácil de ser encontrado, mas qualquer vinagre que não tenha passado pela pasteurização ou por outro processo de remoção de bactérias pode ser usado. Em caso de dúvidas, entre em contato com o SAC do fornecedor. Se você tiver interesse, pode fazer o próprio vinagre. Procure por receitas em canais do YouTube ou no Google.

DOLOMITA: mineral de cor branca composto por carbonatos de cálcio e magnésio. Pode ser usado da mesma forma que as argilas, no preparo de máscaras faciais ou em outras partes do corpo. Suaviza manchas e olheiras. Por ser anti-inflamatório, é indicado para pele acneica. Outro uso da dolomita é no preparo de sabonetes naturais, retardando a oxidação e aumentando sua validade.

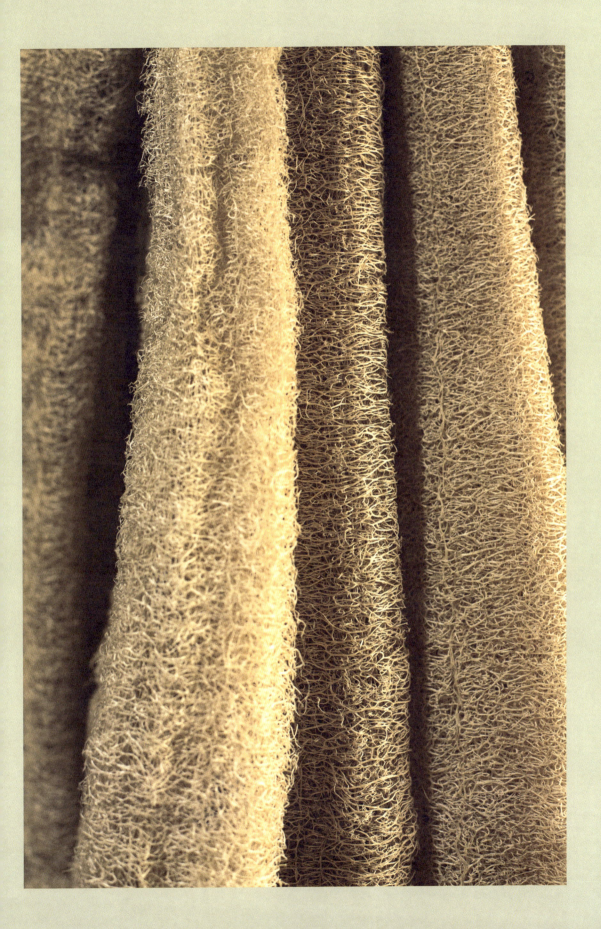

OUTROS INGREDIENTES NATURAIS

GLICERINA VEGETAL: a glicerina é um umectante bastante utilizado na cosmética natural. Além de contribuir com a hidratação da pele e do cabelo, serve para dissolver as gomas e ajuda na conservação dos produtos. Acrescentamos a glicerina em pequenas quantidades nos cosméticos para não deixar a pele ou o cabelo com aspecto pesado e umidade excessiva, já que esse umectante atrai a umidade do ar. Não há necessidade de adicioná-la aos sabonetes originados da saponificação artesanal, pois a própria reação de saponificação já produz glicerina. Dê sempre preferência ao tipo vegetal em vez da feita a partir de gordura animal.

GOMA XANTANA: um espessante e estabilizante natural obtido a partir da fermentação de açúcares. É também utilizado na indústria farmacêutica e alimentícia. Tem muitos fins na indústria cosmética, como no preparo de géis, séruns e shampoos líquidos.

FARINHA DE ARROZ (*Oryza sativa*): um dos alimentos mais consumidos do mundo, sua utilização na cosmética é muito antiga. O arroz é de origem asiática e bastante usado pelas coreanas na rotina de cuidados corporais, faciais e até mesmo capilares em razão da capacidade de iluminar e amaciar a pele e os fios. Gosto da farinha de arroz por conta da granulação ser bem fina, perfeita para esfoliar a pele, até mesmo as mais sensíveis. Se possível, opte pela farinha orgânica e de arroz integral e preste atenção para não usar o amido de arroz, pois ele é fino demais para a esfoliação.

BUCHA VEGETAL (*Luffa aegyptiaca; Luffa cyllindrica*): antes de ser descascada e seca, essa planta parece um pepino. Depois de seca, ela ganha o aspecto mais conhecido e funciona como uma bucha para a pele, bem como para a limpeza doméstica, sendo uma opção mais sustentável em relação à bucha produzida sinteticamente. É o meu esfoliante corporal favorito. Remove células mortas e deixa a pele macia e lisa. Algumas pessoas evitam a bucha vegetal por medo de contaminação. Para se livrar desse receio, você pode fervê-la mensalmente com água e uma colher de chá de bicarbonato. Ela é tanto corporal como facial. Para o rosto, prefira pedaços já usados, que estarão mais macios. Não possui validade — aposente somente quando sentir que ela não está mais cumprindo a função de esfoliar.

ÁGUA: ingrediente essencial no preparo de cosméticos, embora também possa ser um veículo de contaminação. Por isso, além de usar água filtrada ou mineral, é importante ferver um pouco antes de começar a receita. Tratando-se de um cosmético que precise de água quente, use logo depois de ferver. Caso o cosmético seja frio, espere a água esfriar. É importante medir a água após a fervura. Digo o mesmo no caso dos chás: quando tiver chá em alguma receita, prepare sempre um pouco mais.

ÁLCOOL DE CEREAIS: seu uso em cosméticos foi condenado por ter fama de ressecar a pele, mas isso só acontece quando ele é usado em grandes quantidades e sem ingredientes que equilibrariam essa tendência, como a glicerina, por exemplo. O álcool é um excelente carreador das propriedades das ervas, além de contribuir na conservação dos cosméticos. Os óleos essenciais e diversos componentes das plantas são solúveis no álcool.

AMIDO DE TAPIOCA: o amido é um substituto ideal do talco. Prefiro o de tapioca por ser um ingrediente nativo e não transgênico, ao contrário do amido de milho, embora todos possuam efeitos parecidos nos cosméticos. Ele dá consistência e cremosidade e é bastante usado em desodorantes cremosos por absorver o suor. Outros amidos sugeridos são o de araruta e o de arroz.

PEDRA HUME (*alúmen de potássio*): trata-se de um sal branco, brilhante e facilmente encontrado em farmácias. Tem caráter adstringente, ajudando a estancar o sangue de pequenos ferimentos. Na cosmética, é usado principalmente no preparo de desodorantes por reduzir a transpiração e diminuir a proliferação de bactérias causadoras do mau cheiro nas axilas. Ele é uma alternativa ao cloridrato de alumínio, ingrediente sintético presente nos desodorantes convencionais. Embora diminua a transpiração, não age da mesma forma que desodorantes antitranspirantes, uma vez que sua ação é muito mais suave.

BICARBONATO DE SÓDIO: outro sal utilizado no preparo de desodorantes. Algumas pessoas, porém, apresentam alergia depois de um tempo de uso, por isso você pode alternar o desodorante de bicarbonato e o de pedra hume. Ele pode ser usado nos cabelos substituindo o shampoo antirresíduo, mas não substitui o shampoo do dia a dia, pois não remove a gordura acumulada nos fios, onde a sujeira se deposita. Para usar como antirresíduo, dissolva uma colher de sopa em 300 ml de água e aplique no couro cabeludo e no comprimento depois da lavagem. Deixe agir por alguns instantes e enxágue. Na sequência, condicione os fios ou faça um tratamento profundo. Embora seja encontrado na natureza, o bicarbonato de sódio comercializado é de origem sintética idêntica à natural.

6
SINTÉTICOS SEGUROS

—

Ao preparar alguns cosméticos, além dos ingredientes naturais, usamos ingredientes sintéticos. Esses ingredientes — como os emulsificantes, espessantes, umectantes, surfactantes, conservantes, gelificantes e sais alcalinos — dão sustentação aos cosméticos mais complexos. Não se assuste com os nomes, não é preciso decorar nenhum deles. Eles foram mencionados apenas para você conhecer a sua função na formulação.

Chamo os ingredientes abaixo de sintéticos seguros porque busquei elaborar a lista incluindo os ingredientes menos tóxicos possíveis. A maioria é usada em cosméticos naturais certificados, porém quando se trata da produção caseira e artesanal, nós não temos acesso aos mesmos ingredientes que as indústrias, ou, quando temos, eles saem muito caros. Por isso, dou algumas opções mais convencionais, aqui sinalizadas, para viabilizar a produção dos seus cosméticos. E não se preocupe! Mesmo se valendo de alguns ingredientes mais convencionais, seu produto certamente será mais seguro do que um cosmético convencional.

HIDRÓXIDO DE SÓDIO (*sodium hydroxide*): também conhecido como soda cáustica, é um ingrediente que possibilita a reação de saponificação. Algumas pessoas têm medo de usá-lo, porém basta ter cuidado na manipulação. Você deve usar luvas e máscara, estar em um ambiente ventilado e mantê-lo longe de crianças e animais. E depois da reação de saponificação, a soda não permanece na receita, porque ela reage com os ácidos graxos dos óleos vegetais e se transforma em sabão e glicerina. Prefira o hidróxido de sódio com pureza igual ou superior a 97% e, se possível, use a soda Para Análise (PA), que possui elevado grau de pureza. Ela é encontrada mais facilmente em lojas que vendem produtos para laboratório.

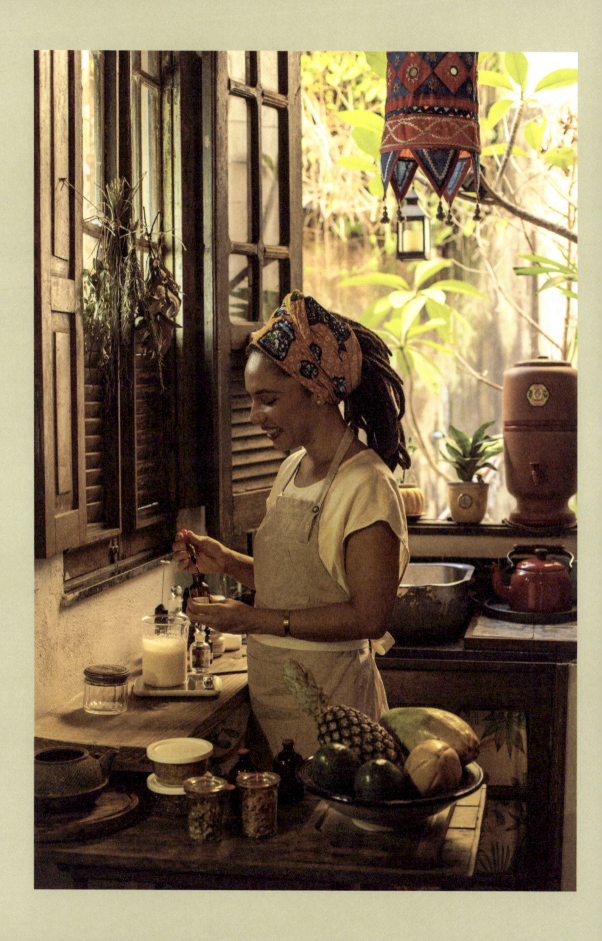

OLIVEM® 1000 (*cetearil olivate, sorbitan olivate*): um emulsificante natural derivado do azeite de oliva. Emulsificantes permitem que água e óleo se misturem, por isso são indispensáveis no preparo de cremes. É uma cera muito fácil de se trabalhar, que vem em formato de escamas. Pode ser usada nas receitas de produtos faciais, corporais e capilares. O único problema é o preço, mas sua combinação com o álcool cetílico pode ser substituída pelo BTMS.

ÁLCOOL CETÍLICO (*cetyl alcohol*): um espessante que ajuda a aumentar a consistência dos produtos. Melhora a emoliência e a penteabilidade de produtos capilares. Além disso, é usado principalmente em cremes para a pele, deixando um toque aveludado. Quando usado junto do Olivem, garante a estabilidade e a viscosidade da emulsão.

BTMS (*behenyl trimonium methosulfate and cetearyl alcohol*): emulsificante e espessante bastante utilizado em formulações de cremes. Pode ser usado no preparo de produtos capilares e corporais. É um ingrediente menos ecológico e mais barato que o Olivem® 1000, e não é dos mais perigosos, o que torna a produção de cosméticos artesanais mais acessível. Use-o no lugar do Olivem e do álcool cetílico caso faça substituições nas receitas deste livro. Por exemplo: se a receita sugere 9 g de Olivem e 15 g de álcool cetílico, troque-os por 24 g de BTMS. Esse produto geralmente vem com uma numeração: o BTMS 25 e o BTMS 50. Isso vai causar uma leve alteração na consistência do produto, mas ambos são aceitáveis.

SLSA (*sodium lauril sulfoacetate*): tensoativo sólido derivado do óleo de coco. Gera espuma abundante e cremosa e funciona muito bem no preparo de shampoos sólidos. Ele é seguro e não tóxico. Apenas tome cuidado para não inalar o pó, pois é irritante para as vias aéreas, e sempre use máscara ao manipulá-lo.

SCI (*sodium cocoil isetionate*): assim como o SLSA, é um tensoativo sólido, porém com método de produção menos ecológico. Trouxe o SCI como alternativa caso você não encontre o SLSA. Os cuidados ao manipular o pó são os mesmos.

ANFÓTERO BETAÍNICO (*cocoamidopropil betaine*): tensoativo bem suave que complementa a ação do SLSA ou do SCI no shampoo. O anfótero por si só não é um ingrediente tóxico, mas ele pode vir contaminado com nitrosaminas, um composto potencialmente carcinogênico — vale lembrar que carnes vermelhas, processadas e embutidas apresentam risco ainda maior de contê-las. De difícil substituição na produção de cosméticos artesanais, deve ser utilizado em pequena quantidade. Outra opção é o anfótero do babaçu (*babassuamidopropyl betaine*).

DECIL POLIGLUCOSÍDEO: Tensoativo altamente biodegradável produzido com milho, pode ser encontrado também com os nomes de Plantaren® 2000 ou Plantacare. Caso não deseje usar o anfótero de forma alguma, você pode optar pelo Decil poliglucosídeo, embora ele não faça uma limpeza tão suave quanto o anfótero e seja mais caro.

Conservantes

Para produzir algumas receitas deste livro, utilizaremos conservantes. Montei um sistema de conservação bastante recorrente na indústria de alimentos que, quando usado nas quantidades indicadas aqui, não oferece riscos. É muito importante utilizar algum conservante nos cosméticos feitos com água, chá ou gel de babosa a fim de prevenir contaminação. Sugiro validades para os produtos levando em consideração os cuidados com a higiene no preparo. O conservante por si só não garante a preservação dos produtos se você não respeitar as boas práticas.

A conservação acontece pela ação sinérgica do ácido cítrico, do sorbato de potássio e do benzoato de sódio. Todos eles são fáceis de encontrar em locais como lojas de produtos químicos, lojas de produtos para sorveterias e docerias, casas de essências e na internet.

SORBATO DE POTÁSSIO (*potassium sorbate*): é um sal produzido a partir do ácido sórbico encontrado naturalmente em algumas plantas, porém a versão disponível para compra é sintética, cuja composição molecular é idêntica à natural, o que diminui a possibilidade de alergia. Ao pôr o sal na água, temos a formação do ácido sórbico, que é a versão ativa dele. Quanto mais ácido o meio, mais ácido sórbico livre se forma, por isso usamos em combinação com o ácido cítrico. Previne o crescimento de fungos e algumas bactérias. Armazene em embalagens escuras, longe da luz e da umidade.

BENZOATO DE SÓDIO (*sodium benzoate*): é um sal do ácido benzoico utilizado na conservação de cosméticos, alimentos e produtos dentários. Assim como o sorbato de potássio, é encontrado naturalmente, mas a versão que compramos é sintética, idêntica à natural. Está presente no damasco, no cacau, no mel e em cogumelos. A atividade antimicrobiana também acontece em pH ácido, prevenindo o crescimento de fungos e bactérias.

ÁCIDO CÍTRICO (*citric acid*): ingrediente largamente utilizado para controlar o pH e com propriedades que ajudam na conservação de cosméticos. É o sal sódico do ácido cítrico encontrado na natureza, principalmente nas frutas cítricas, contudo a versão disponível para a compra é a sintética. Nunca misture diretamente o ácido cítrico com o sorbato ou o benzoato. O recomendado é sempre acrescentar o ácido cítrico primeiro, mexer bastante para dissolvê-lo e só depois adicionar os demais conservantes. Siga as instruções de cada produto à risca e não vai ter erro.

Esses três ingredientes são considerados seguros nas quantidades prescritas nas receitas deste livro. A plataforma norte-americana EWG, especializada em pesquisa de subsídios agrícolas, produtos químicos tóxicos, classifica o benzoato de sódio com algum risco de toxicidade. Porém, isso leva em consideração o modo de uso, o pH da fórmula e a concentração. Como estamos dentro da faixa de segurança, inclusive quanto ao pH, seu uso é igualmente seguro.

Dei como opção de conservante a mistura de ácido cítrico, sorbato de potássio e benzoato de sódio por serem fáceis de encontrar, mas há outros conservantes para cosméticos naturais, como Spectrastat, Caprylyl Glycol, Nipaguard SCE, Optiphen™ BD e Lexgard® natural. Eles podem ser usados, porém leia as instruções do fornecedor. Caso opte por algum deles, retire o ácido cítrico, o sorbato de potássio e o benzoato de sódio da sua receita. Use a quantidade recomendada pelo fabricante. Se fizer uma receita que pesa 100 g e a recomendação é que use 0,5% a 1% do conservante, você irá acrescentar 0,5 g a 1 g dele.

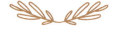

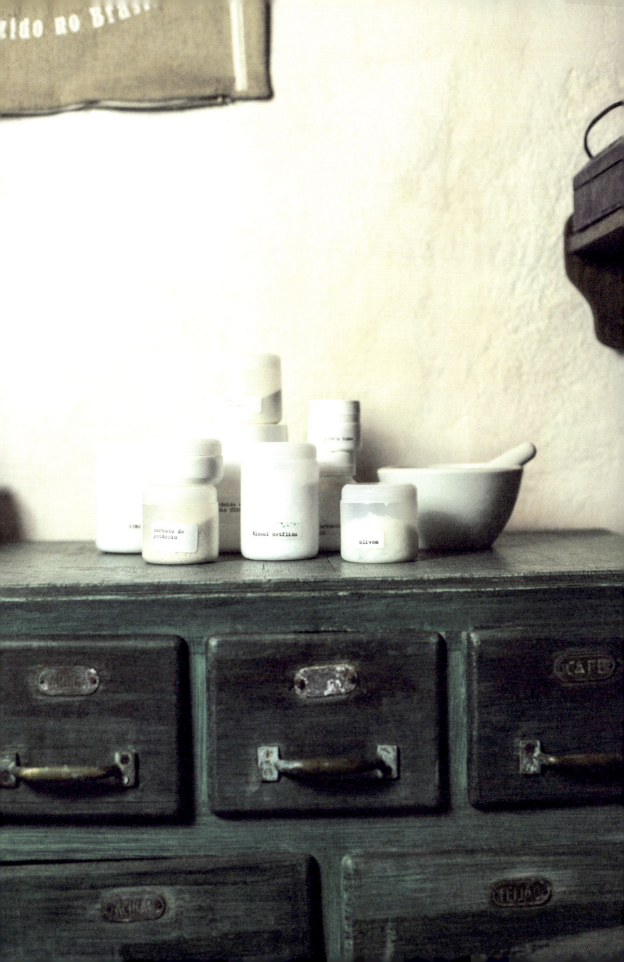

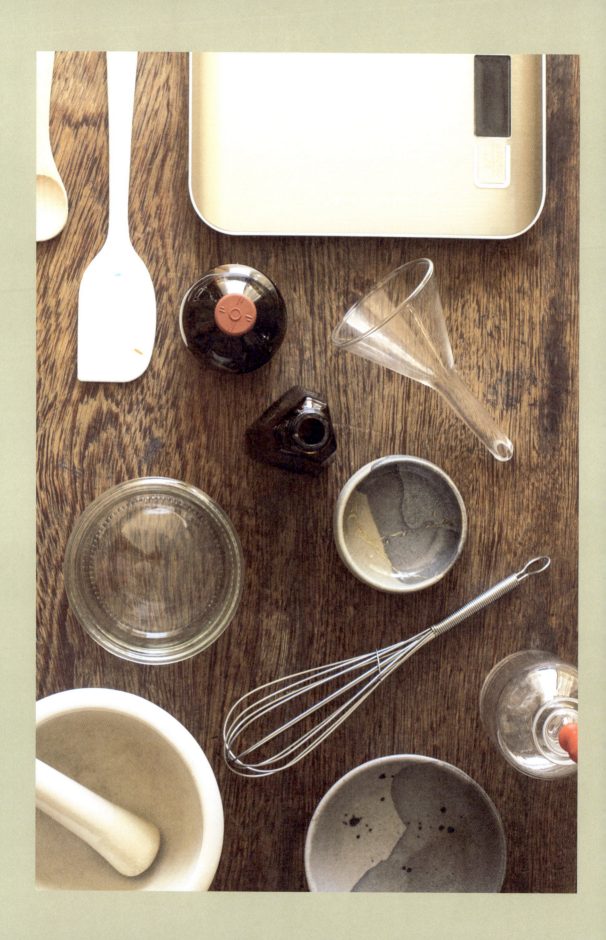

7
UTENSÍLIOS

—

Boa parte dos utensílios necessários para a produção de cosméticos são os mesmos da cozinha, mas, se possível, recorra a utensílios exclusivos para a preparação dos cosméticos, principalmente no que diz respeito aos produtos de uso prolongado, pois isso contribui com a conservação e evita a contaminação cruzada. A necessidade de adquirir utensílios para feitura de cosméticos é muito pessoal e varia à medida que avançamos. A lista a seguir é para você se inspirar. Antes de adquiri-los, porém, leia as receitas e avalie por quais você deseja começar e em quais quantidades pretende produzir. Assim fica mais fácil montar o conjunto ideal. A maioria não é cara, mas mesmo os que exigem maior investimento compensam bastante, pois são duráveis quando temos cuidado. Opte por equipamentos eletrônicos com garantia e objetos de vidro feitos para laboratório, que costumam durar mais do que apetrechos de cozinha.

- Béquer: comece pelos de 50 ml, 100 ml e 250 ml;
- Espátulas de madeira, silicone ou metal;
- Espátula pão-duro pequena;
- Funil;
- Colheres;
- Peneira;
- Tecido voile;
- Balança digital com precisão de 0,1 g. Ela geralmente pesa até 500 g. É chamada de minibalança ou balança de precisão;

UTENSÍLIOS

- Balança digital com precisão de 1 g. Ela é muito usada na culinária. Serve principalmente para o preparo de sabonetes ou maiores quantidades de produtos;

- Colher balança digital eletrônica com precisão de 0,1 g. Pesa até 300 g. Ela é uma opção ainda mais precisa que a balança digital comum. Pode ser usada para fazer pequenas quantidades de cosméticos ou pesar ingredientes como conservantes;

- Seringas ou conta-gotas graduados para medir pequenos volumes;

- Recipientes de porcelana ou louça;

- Recipientes limpos para armazenamento como potes e frascos de vidros. Se forem de plástico, reutilize apenas até o ponto em que não tenham arranhões ou mau cheiro. Recipientes de vidro podem ser reaproveitados muitas vezes desde que sejam íntegros e bem higienizados;

- Colheres medidoras;

- Moldes de silicone para o preparo de sabonetes, shampoos ou condicionadores sólidos;

- Minimixer (usado para vaporizar leite);

- Mixer para o preparo de produtos em maiores quantidades;

- Panela para banho-maria ou placa de banho-maria;

- Superfície em local arejado forrada com um pano limpo ou papel-manteiga para secagem de sabonetes, shampoos e condicionadores sólidos.

Material de segurança e utensílios específicos para saboaria

- Óculos de proteção;

- Máscara de proteção para nariz e boca;

- Luvas de borracha;

- Tigela de vidro;

- Fouet;

INGREDIENTES NATURAIS

- ❀ Fôrma de acrílico, madeira ou silicone. A de madeira e a de acrílico devem ser forradas com papel-manteiga, já a de silicone não precisa;
- ❀ Colher de inox de cabo longo;
- ❀ Fita medidora de pH;
- ❀ Tábua;
- ❀ Faca.

As medidas das receitas são apresentadas em gramas, gotas ou ml. Segue abaixo uma tabela com o equivalente aproximado de cada medida para servir de referência:

1 colher de sopa	15 ml
1 colher de chá	5 ml
1 colher de café	2 ml

A não ser que a medida seja água, grama não equivale a ml. Não tente fazer essa conversão nas receitas. Em alguns casos, não tem problema trabalhar com valores aproximados, mas isso deve ser evitado especialmente ao usar conservantes ou óleos essenciais para não correr o risco de sair da margem de segurança ou subutilizar os conservantes, o que pode não proteger adequadamente sua receita.

Com relação à balança, é importante pesar os ingredientes no recipiente em que o produto será preparado. Para isso, use a tecla "tara" entre um ingrediente e outro ou ligue e desligue o aparelho. Quando pesamos o conteúdo em um recipiente e o transferimos para outro, ele pode ficar parcialmente aderido, o que gera perda.

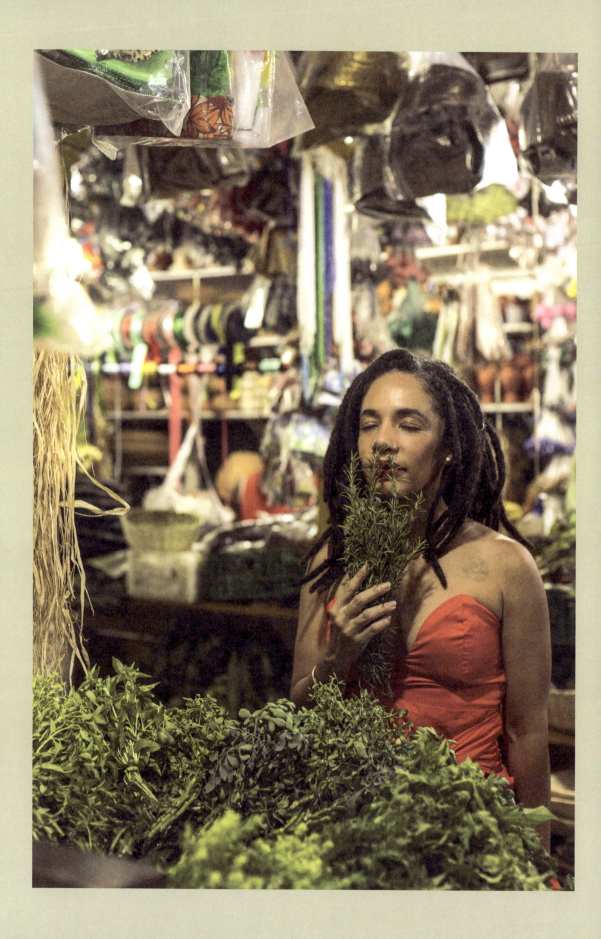

8

COMO COMPRAR INGREDIENTES

—

Durante a minha trajetória estudando cosméticos naturais, a oferta de ingredientes aumentou bastante, e hoje podemos fazer orçamentos e pesquisas para comprar o que desejamos. Eu me lembro de caminhar por Salvador em busca de alguns itens e muitas vezes me frustrar. Hoje compro uma parte em lojas físicas e outra em lojas virtuais.

No final do livro há uma lista de fornecedores, além de sugestões de lojas. Mas você não precisa se limitar a ela, sites como Amazon e Mercado Livre são exemplos de onde encontrar os ingredientes.

Muitas pessoas se sentem inseguras em relação à qualidade e à origem da matéria-prima que compram. O ideal é sempre tirar suas dúvidas com o fornecedor. Produtos como óleos essenciais são alguns dos quais as pessoas mais temem comprar adulterados. Para evitar confundir essência sintética com óleo essencial, acostume o nariz com produtos de marcas consagradas, como as que sugiro no final do livro. Assim, quando encontrar um fornecedor desconhecido, vai saber identificar se se trata de um óleo essencial ou não através do olfato. Já os óleos vegetais prensados a frio possuem cores e aromas distintos. Óleos adulterados ou velhos podem vir oxidados e exalam um cheiro rançoso, e não são bons para seus cosméticos.

Evite adquirir matéria-prima em grandes quantidades, assim você terá produtos sempre frescos. E se for comprar de um fornecedor pela primeira vez, peça pouca coisa, se poupando de prejuízos caso algum item não corresponda às expectativas.

As ervas secas podem ser encontradas em lojas de produtos naturais. Já as ervas frescas, assim como bucha e óleos vegetais de extração local, são encontradas nas feiras livres. Visite lojas de produtos naturais e produtos químicos da sua cidade para fortalecer o comércio local. Tendo a oportunidade de comprar ingredientes em feiras, mercados e lojas, converse pessoalmente com o fornecedor para tirar dúvidas e até mesmo conhecer a origem daquele produto.

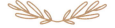

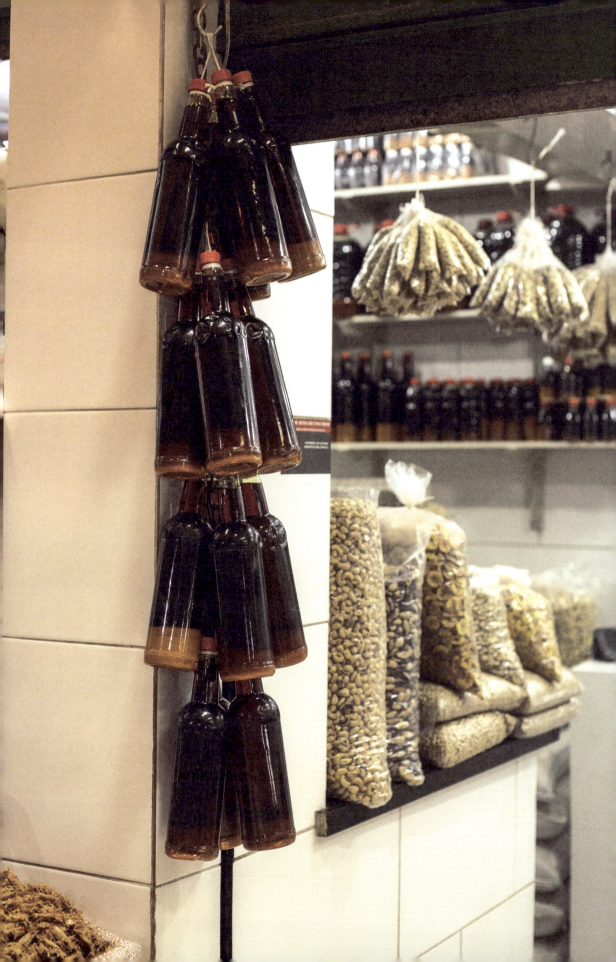

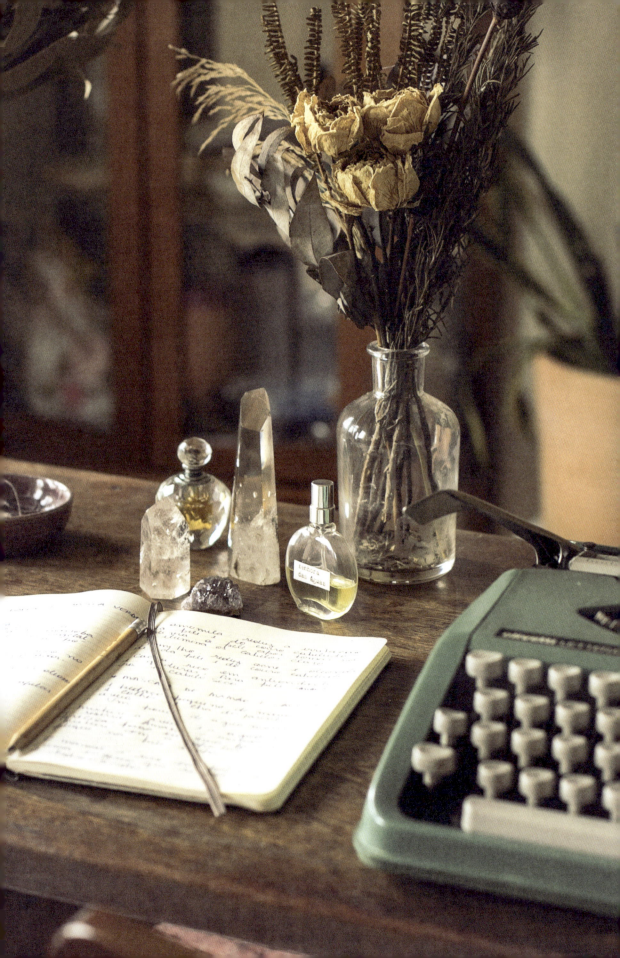

— PARTE III —

RECEITAS E CUIDADOS

Este capítulo mescla receitas e cuidados para incorporar a cosmética natural na sua vida. Alguns produtos feitos à mão são tão simples e poderosos que substituem com muita vantagem as versões industrializadas. Porém, alguns requerem maior esforço nosso pela quantidade de ingredientes ou porque implicamos com o cheiro, e você pode optar por comprá-los. Quem define isso é você.

Há receitas que ultrapassam os limites do objetivo deste livro, pois são complexas demais. Ainda bem que já existem opções de cosméticos naturais em versão industrializada.

Recomendo experimentar e insistir um pouco naqueles que não apresentarem resultado imediato, porque o nosso corpo entende a entrada desses ingredientes aos poucos. Eu demorei cerca de um ano para compreender como funcionava essa nova forma de tratar a beleza, mas em alguns meses as mudanças já eram bastante perceptíveis. Irritações oculares, espirros, ressecamento e vermelhidão em certas regiões da pele melhoraram muito quando reduzi os cosméticos convencionais. Outra mudança significativa — e notável não só fisicamente — foi passar a gostar mais de me cuidar. A transição para a beleza natural desperta algo mais profundo em nós e mexe positivamente com as nossas emoções.

BOAS PRÁTICAS DE PRODUÇÃO

Os cuidados com a higiene são muito importantes, tanto para conservar bem os cosméticos como para a sua proteção. Siga as orientações para garantir o preparo correto:

- Lave bem as mãos e mantenha as unhas curtas e limpas. No caso de unhas compridas, use uma escovinha com sabonete para limpá-las;

- Prenda o cabelo e evite interromper o processo. Vista roupas limpas. Caso deseje, ponha um avental. Use a criatividade ao escolher a indumentária. E lembre-se de que é um momento muito especial;

- Disponha a mesa ou bancada de produção limpa e livre. Você pode lavar com água e sabão e manter higienizada com um pano limpo com álcool. Essa superfície não precisa ser especial, basta ser lisa e fácil de limpar. A mesa da cozinha ou um cantinho reservado especialmente para isso são boas pedidas;

- Uma das coisas mais legais ao fazer o próprio cosmético é poder reutilizar embalagens e reduzir a produção de lixo, mas para isso elas devem ser bem lavadas e estar secas no momento do uso. Descarte tampas enferrujadas e embalagens plásticas deformadas ou que absorveram odores de produtos anteriores — dê preferência para a reciclagem. Embalagens de vidro, embora possam ser usadas quase infinitamente, têm tampas que nem sempre se conservam. Substitua essas tampas por outras em perfeito estado. Algumas válvulas acumulam restos de produto; preste atenção nisso e limpe-as bem ou evite reutilizá-las;

❀ A matéria-prima deve ser armazenada em potes muito limpos e rotulada com o nome do conteúdo e a validade. Manuseie sempre com mãos limpas. A organização é irmã da limpeza;

❀ Utensílios usados nos cosméticos devem ser lavados, de preferência com uma bucha destinada apenas para esse fim. Use sempre luvas;

❀ Se tiver pressa em secar objetos de vidro, coloque dentro do forno desligado aquecido previamente por vinte minutos;

❀ Se não tiver certeza quanto à higiene do local onde adquiriu os frascos, lave antes de usar, mesmo que sejam virgens;

❀ Os ingredientes apresentados aqui são seguros para manipulação mediante os cuidados adequados descritos aqui. Antes de seguir as receitas, leia as informações;

❀ Ambientes arejados são ideais para a produção artesanal, refreando a inalação excessiva de óleos essenciais, o que pode causar fadiga olfativa;

❀ Sugiro validades aproximadas de cada produto nas receitas, mas isso depende dos cuidados com a higiene no preparo. Caso perceba alterações de odor ou manchas no produto, descarte mesmo que esteja na validade.

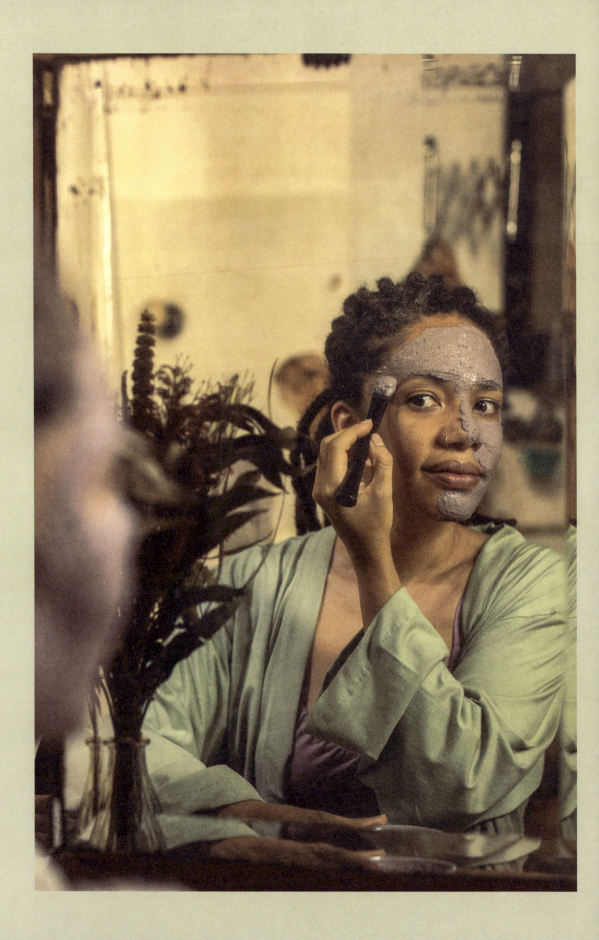

1
PARA A PELE DO ROSTO

—

Os cuidados com a pele do rosto incluem higiene com óleos vegetais, sabonetes naturais ou espumas de limpeza, tônicos de plantas, hidratantes, protetores solares e tratamento de questões específicas como acnes, manchas etc. Ademais, podemos esfoliar e aplicar uma máscara de frutas ou de argila duas vezes por semana.

NESTE CAPÍTULO

88 Óleo de limpeza da pele

93 Sabonete de argila verde, andiroba e copaíba

95 Sabonete de argila roxa e manteiga de cacau

96 Tônico de camomila e vinagre de maçã

98 Tônico falso hidrolato

102 Loção facial leve

105 Manteiga facial

108 Sérum aquoso antiacne

111 Máscara de abacate e abacaxi

112 Máscara de mamão e aveia

115 Esfoliante de arroz e argila branca

Óleo de limpeza da pele

DIFICULDADE
fácil

INDICAÇÃO
todos os tipos de pele

VALIDADE APROXIMADA
6 meses

Comecei a usar esse óleo para remover a maquiagem e o protetor solar. A limpeza com óleo, além de remover sujeira e células mortas, ajuda a equilibrar a produção de sebo e a manter a camada natural de proteção, prevenindo irritações, comedões e acne. Todos os tipos de pele, até mesmo as oleosas e acneicas, se beneficiam com essa limpeza, porque a mistura permanece na pele por pouco tempo. O azeite de oliva é altamente emoliente, rico em antioxidantes, dotado de esqualeno e ajuda a proteger e dar firmeza à pele, já o óleo de rícino é denso e conhecido por suas qualidades cicatrizantes e de prevenção à acne. A proporção sugerida é metade de cada um, mas você pode experimentar outras medidas, assim como outros óleos vegetais. O óleo essencial de melaleuca, indicado para todo tipo de pele, inclusive as mais sensíveis, complementa a limpeza por sua ação antimicrobiana.

INGREDIENTES

25 ml de azeite de oliva extravirgem
25 ml de óleo de rícino
10 gotas de óleo essencial de melaleuca (opcional)

PREPARO

Adicione as medidas dos óleos em um frasco de vidro com capacidade de 50 ml. Se a tampa tiver uma cânula de vidro, melhor ainda, pois ajuda a controlar o volume. Acrescente o óleo essencial, tampe o frasco e agite.

RECEITAS E CUIDADOS

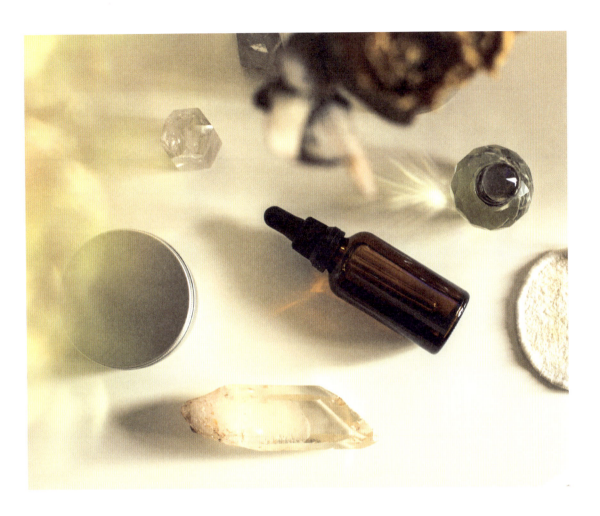

MODO DE USO

Aplique algumas gotas do produto no rosto seco e massageie com os dedos. Use um disco de tecido ou algodão úmido com tônico, hidrolato ou chá para remover o óleo junto da sujeira. Se a sua pele for seca, experimente usar apenas água para enxaguar.

Sabonetes naturais

O preparo do próprio sabonete é algo mais elaborado, e a saboaria natural é um estudo à parte. Porém, quero propor algumas receitas para as pessoas que gostam de desafios. Não é tão difícil fazer sabonete, no entanto isso exige alguns cuidados. Primeiro vou apresentar o processo de saponificação e, em seguida, compartilharei as receitas. As informações a seguir servem para outras receitas de sabonetes deste livro.

A SAPONIFICAÇÃO

Para fazer sabonetes, precisamos de gordura (óleos e manteigas) e uma substância alcalina. No preparo de sabonetes sólidos, usamos como substância alcalina o hidróxido de sódio diluído em água. Chamamos a mistura do hidróxido de sódio com água de lixívia. A reação de saponificação acontece entre os ácidos graxos das gorduras e a lixívia, o que resulta no sabão e na glicerina.

Muitos sabonetes convencionais têm a glicerina retirada, por isso não são adequados para a limpeza da pele, uma vez que a glicerina é um umectante natural. Além disso, eles podem ser feitos de gordura animal, conter conservantes, corantes, fragrâncias sintéticas e outros ingredientes que queremos evitar na rotina da beleza natural. Produzir o nosso sabonete nos afasta desses itens indesejados.

Algumas pessoas têm medo de fazer sabonete porque é preciso lidar com o hidróxido de sódio, também conhecido como soda cáustica, mas basta tomar todos os cuidados na manipulação que ele não oferece risco, e o produto final é destituído de hidróxido de sódio. Para garantir a segurança, faça os sabonetes em um ambiente ventilado e use luvas de proteção e máscara.

O PASSO A PASSO DA SAPONIFICAÇÃO:

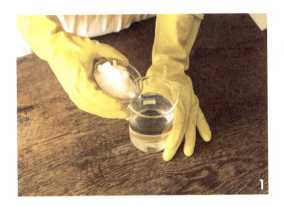
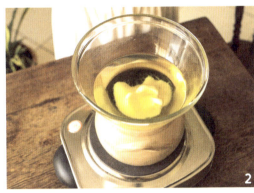
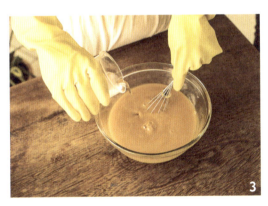
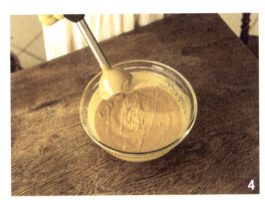

1. Misture o hidróxido de sódio e a água em um béquer, gerando a lixívia. Sempre acrescente a soda sobre a água e não o contrário. Aguarde a soda ficar transparente. Reserve.

2. Enquanto isso, pese as gorduras sólidas da base e leve ao banho-maria. Caso a receita tenha argila, ela entra nesse momento, com as gorduras. Acrescente as gorduras líquidas da base depois do derretimento. Adicione a dolomita e misture para incorporar.

3. Com todas as gorduras da base misturadas e no estado líquido, acrescente a mistura da água com o hidróxido (lixívia).

4. Bata com um fouet ou mixer até que uma colherada da mistura derramada sobre a massa forme um fio (chamado de "traço").

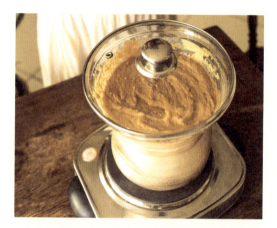

5. Volte a massa ao banho-maria para acelerar a saponificação. Você pode tampar a tigela ou forrar com papel-alumínio.

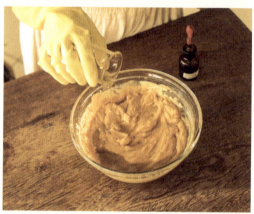

6. Quando a massa do sabão estiver translúcida e mole por completo, acrescente os aditivos.

7. Ponha em uma fôrma e cubra com um pano. Desenforme no dia seguinte e corte em pedaços. Deixe tudo secar em local arejado por pelo menos uma semana.

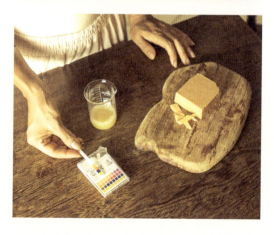

8. Depois do descanso, meça o pH: escolha uma barra, retire 1 g de sabão e acrescente 9 g de água morna. Misture e espere o sabão derreter e a água esfriar. Quando a água estiver na temperatura ambiente, mergulhe a tira de pH. Ele costuma variar entre 8,5 e 10,5, mas caso seja maior que 10,5, não use o sabonete na pele — se isso acontecer, não precisa jogar o produto fora: você pode utilizá-lo para lavar os pratos (não se esqueça de usar luvas ao fazer isso!).

Sabonete de argila verde, andiroba e copaíba

DIFICULDADE
elaborada

INDICAÇÃO
pele oleosa ou mista

VALIDADE
6 meses

INGREDIENTES

Para o preparo da base:
250 g de óleo de palma
125 g de óleo de coco
125 g de azeite de oliva
10 g de argila verde
10 g de dolomita
73 g de hidróxido de sódio (mínimo 97% PA)
180 g de água mineral ou filtrada

Aditivos:
15 g de óleo de andiroba
5 g de oleorresina de copaíba
20 gotas de oleorresina de alecrim
50 gotas de óleo essencial de cipreste ou capim-limão (opcional)

PREPARO

Prepare a lixívia (mistura da água com o hidróxido de sódio). Em uma tigela de vidro que suporte calor coloque a manteiga de palma e o óleo de coco. Derreta em banho-maria: encha uma panela até a metade com água e encaixe a tigela. Retire do fogo quando a mistura estiver líquida e adicione o azeite de oliva e a dolomita. Realize todo o processo de saponificação, acrescentando a argila junto das gorduras (p. 91). Enquanto o sabonete estiver cozinhando em banho-maria, separe os aditivos.

Pese o óleo de andiroba e, se estiver sólido, derreta em banho-maria. Acrescente ao óleo de andiroba o óleo essencial e as oleorresinas de copaíba e alecrim, misturando bem.

Depois de retirar o sabonete do banho-maria, acrescente os aditivos e enforme o sabão. Passado o tempo de cura, meça o pH, que não deve ser superior a 10,5. Armazene as barras de sabonete que não estiver usando em um local seco e escuro, como uma caixa.

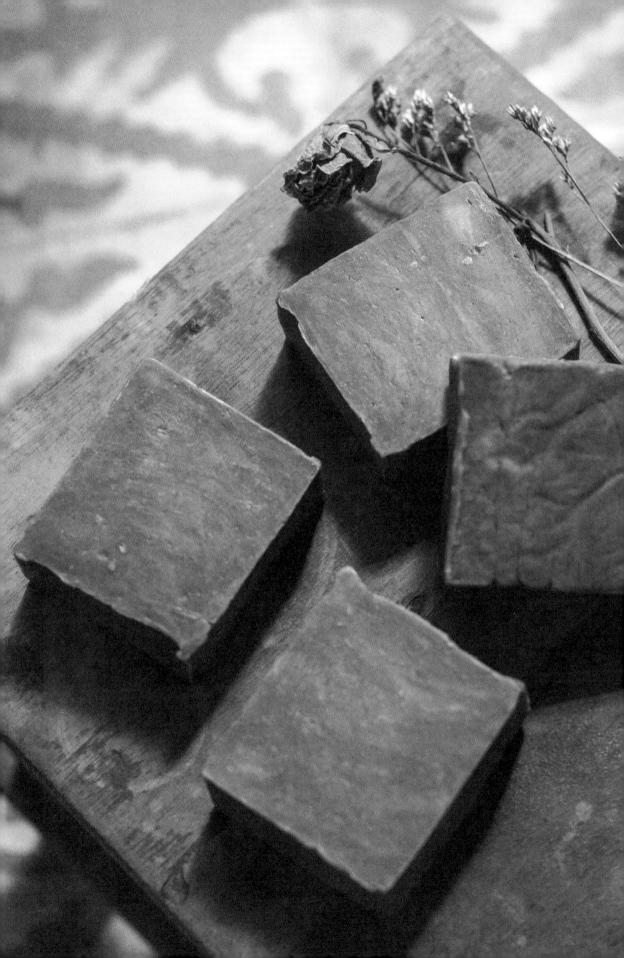

Sabonete de argila roxa e manteiga de cacau

DIFICULDADE
elaborada

INDICAÇÃO
pele normal
ou seca

VALIDADE
6 meses

INGREDIENTES

Para o preparo da base:
250 g de óleo de palma orgânico
125 g de óleo de coco
125 g de azeite de oliva
10 g de argila roxa
10 g de dolomita
73 g de hidróxido de sódio (mínimo 97% PA)
180 g de água mineral ou filtrada

Aditivos:
20 g de manteiga de cacau
20 gotas de oleorresina de alecrim
50 gotas de óleo essencial de gerânio ou palmarosa (opcional)

PREPARO

Prepare a lixívia (mistura da água com o hidróxido de sódio). Em uma tigela de vidro que suporte calor coloque a manteiga de palma e o óleo de coco. Derreta em banho-maria: encha uma panela até a metade com água e encaixe a tigela. Retire do fogo quando a mistura estiver líquida e adicione o azeite de oliva. Realize todo o processo de saponificação, acrescentando a argila e a dolomita junto das gorduras (p. 91). Enquanto o sabonete estiver cozinhando em banho-maria, separe os aditivos.

Pese a manteiga de cacau e derreta em banho-maria. Acrescente à manteiga derretida o óleo essencial e a oleorresina de alecrim, misturando bem.

Depois de retirar o sabonete do banho-maria, acrescente os aditivos e enforme o sabão. Passado o tempo de cura, meça o pH, que não deve ser superior a 10,5. Armazene as barras de sabonete que não estiver usando em local seco e escuro, como uma caixa.

PARA A PELE DO ROSTO

Tônico de camomila e vinagre de maçã

DIFICULDADE
fácil

INDICAÇÃO
todos os
tipos de pele

VALIDADE
3 meses fora da
geladeira, 6 meses
refrigerado

Considero o tônico um produto opcional na rotina de *skincare*, mas este gosto de usar de duas formas: para remover o óleo de limpeza e depois de lavar a pele. Você precisa de apenas dois ingredientes, vinagre de maçã e chá de camomila. O vinagre alivia a pele sensibilizada, e a camomila é anti-inflamatória e diminui a ação de radicais livres sobre a pele.

INGREDIENTES

25 ml de vinagre de maçã vivo (não pasteurizado)
100 ml de água mineral ou filtrada
1 colher (sopa) de flores de camomila

PREPARO

Ferva a água e acrescente as flores de camomila. Abafe o chá e espere esfriar. Quando estiver frio, coe e separe 75 ml. Adicione 25 ml de vinagre de maçã ao chá e despeje o líquido em um frasco de vidro.

O vinagre de maçã age como um conservante do produto, mas se você usar uma versão não pasteurizada (minha recomendação) pode ser que ele fique turvo (são as bactérias do vinagre se multiplicando; elas não são prejudiciais, mas você pode removê-las e continuar usando o tônico).

MODO DE USO

Aplique com um disco de tecido ou algodão para remover o óleo de limpeza ou depois de lavar a pele. Evite a área dos olhos.

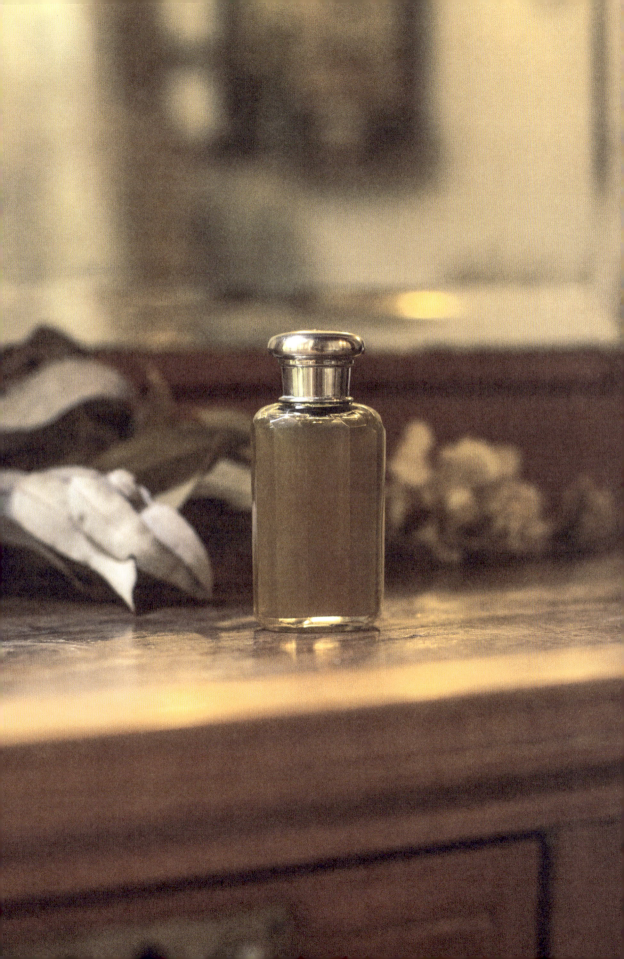

Tônico falso hidrolato

DIFICULDADE
média

INDICAÇÃO
personalizável

VALIDADE
6 meses fora da geladeira, 1 ano refrigerado

Algumas pessoas não são fãs do tônico de vinagre de maçã devido ao cheiro. Eu já me acostumei e até gosto. Deixo então uma segunda opção de tônico feito com óleos essenciais. Chamo essa receita de falso hidrolato, porque o hidrolato verdadeiro é produzido pelo processo de destilação da planta. Aqui trago uma versão com óleo essencial. É necessário usar conservantes suaves para que ele não estrague caso queira uma validade maior.

INGREDIENTES

500 ml de água mineral ou filtrada
20 gotas de óleo essencial indicado para o seu tipo de pele
0,5 g de ácido cítrico
1 g de benzoato de sódio
1 g de sorbato de potássio
Papel aquarela sem solvente ou filtro de café

ALGUMAS SUGESTÕES DE ÓLEOS ESSENCIAIS DE ACORDO COM O TIPO OU A CONDIÇÃO DA PELE

- Oleosa: capim-limão, cipreste, jurema-branca
- Seca: palmarosa, gerânio
- Acneica: melaleuca, pimenta-rosa
- Pós-sol: hortelã-pimenta
- Madura: gerânio, rosa
- Sensível: camomila-romana, melaleuca

Para saber mais sobre as propriedades dos óleos essenciais, leia a seção de aromaterapia e óleos essenciais na parte II (p. 45).

PREPARO

Ferva a água. Meça sempre mais que 500 ml, devido à fervura, e separe 500 ml da água já fria para o tônico. Pegue um quadrado do papel aquarela (ou do filtro) de aproximadamente um palmo de tamanho e vá pingando o óleo essencial nele. Corte o quadrado em pedacinhos dentro de um pote de vidro. Complete com a água depois de fria. Acrescente primeiro o ácido cítrico e mexa bem, até dissolver completamente. Adicione o sorbato e o benzoato e misture até que dissolvam. Aguarde uma semana. Agite a mistura e coe para remover os pedaços de papel. Ponha em uma embalagem bem vedada e separe uma quantidade para uso imediato em embalagem com válvula spray.

MODO DE USO

Aplique diretamente na pele ou use um disco de tecido ou algodão.

OUTROS PRODUTOS QUE PODEM SER USADOS COMO TÔNICO

Você pode optar por comprar um tônico industrializado com formulação natural. É possível usar hidrolatos e até mesmo chás como tônico. Caso prefira chás, eles têm validade de até três dias na geladeira.

Hidratantes faciais

O hidratante é um produto completo devido à possibilidade de unir fase água e fase óleo, além de reunir diversos ativos. Para unir substâncias que não se misturariam normalmente (como água e óleo), usamos emulsificantes e, antes de qualquer coisa, irei falar sobre a emulsificação. O passo a passo a seguir serve para todas as receitas apresentadas nas quais usamos emulsificante deste livro.

EMULSIFICAÇÃO

Todo produto em creme é basicamente uma mistura de água, gorduras (óleo e manteiga), emulsificante e espessante. O agente emulsificante serve para unir a água com as gorduras, ao passo que o espessante aumenta a viscosidade do creme e contribui com os efeitos sensoriais.

Por conter água e um pH favorável ao crescimento de microrganismos que podem deteriorar o produto e prejudicar a saúde, é preciso usar conservantes. Os antioxidantes também são necessários para retardar a oxidação das gorduras.

A água corresponde à maior concentração do produto à medida que óleos ou manteigas conferem emoliência. Como um extra, podemos ainda acrescentar óleos essenciais. A glicerina vegetal contribui para a conservação do produto e a umidade da pele.

COMO PREPARAR A EMULSÃO

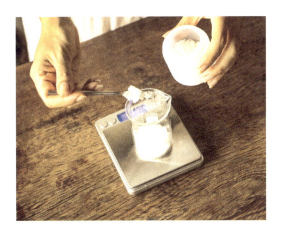

1. Pese as gorduras (óleos e manteigas), o emulsificante e o espessante em uma tigela de vidro ou béquer e aqueça em banho-maria até que todos os ingredientes derretam.

2. Ferva a água em uma panela tampada. Ponha sempre mais que o pedido na receita, pois parte evapora. Ao ferver, desligue o fogo.

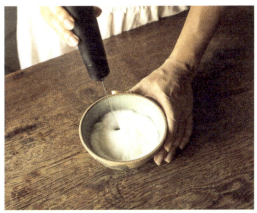

3. Acrescente metade da água pedida na receita aos ingredientes derretidos e misture com um minimixer ou fouet.

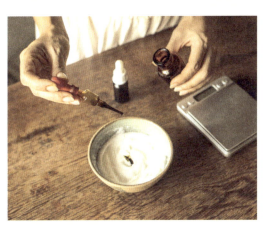

4. Ponha o ácido cítrico e misture mais.

5. Em seguida, acrescente o restante da água e os conservantes sorbato de potássio e benzoato de sódio. Misture bem com um minimixer até que eles sejam incorporados.

6. Coloque os óleos essenciais, a oleorresina de alecrim e a glicerina e bata mais um pouco.

Loção facial leve

DIFICULDADE
média

INDICAÇÃO
pele oleosa
ou mista

VALIDADE APROXIMADA
6 meses fora da geladeira, 1 ano refrigerado

Toda pele precisa de hidratação, mesmo as com tendência a produzir oleosidade. Esta receita vai hidratar e nutrir sem causar um aspecto pesado. Pelo contrário, vai manter a oleosidade controlada.

INGREDIENTES

Para a fase aquosa:
270 g de água mineral ou filtrada quente
6 g de glicerina

Para a fase oleosa:
6 g de óleo de jojoba
9 g de emulsificante Olivem® 1000
9 g de álcool cetílico

Sistema de conservação:
0,4 g de ácido cítrico
0,6 g de sorbato de potássio
0,6 g de benzoato de sódio
12 gotas de oleorresina de alecrim

Aromaterapia:
50 gotas de óleo essencial de pimenta-rosa ou cipreste

PREPARO E MODO DE USO

Siga o passo a passo do preparo de emulsificantes. Armazene em potes limpos e secos. Aplique na face limpa duas vezes ao dia, espalhando o produto na pele e deixando absorver.

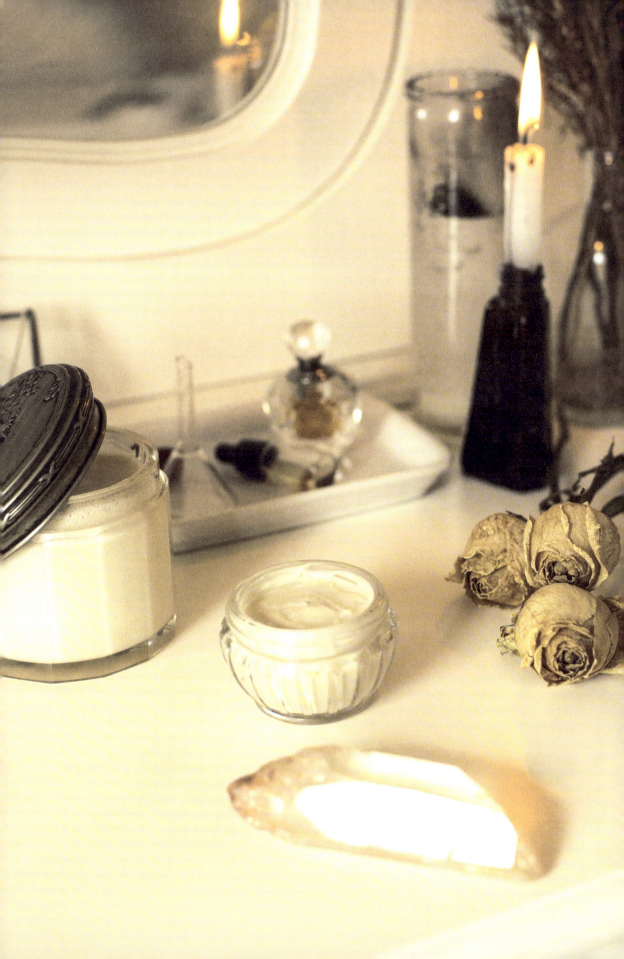

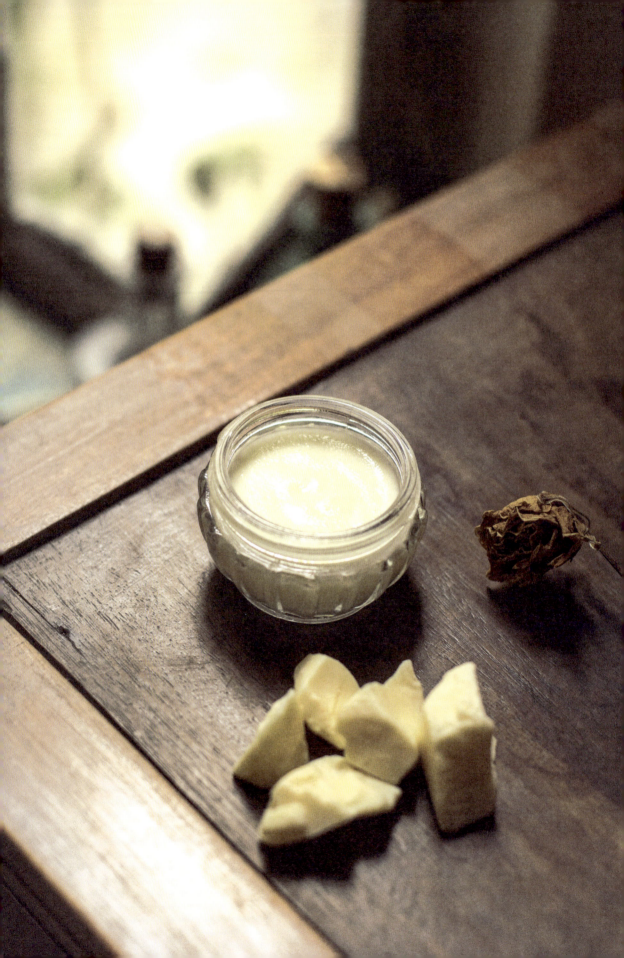

Manteiga facial

DIFICULDADE
média

INDICAÇÃO
pele seca

VALIDADE
APROXIMADA
6 meses fora da geladeira, 1 ano refrigerado

Se sua pele tem tendência ao ressecamento, essa manteiga altamente hidratante vai deixá-la macia ao toque e com aspecto viçoso. A hidratação poderosa da manteiga facial dura horas e, aos poucos, vai transformar a aparência e, principalmente, a saúde da sua pele. Este creme também é indicado para a pele madura, desde que ela não seja oleosa.

INGREDIENTES

Para a fase aquosa:
238 g de água mineral ou filtrada quente
14 g de glicerina

Para a fase oleosa:
30 g de manteiga de cupuaçu
9 g de emulsificante Olivem® 1000
9 g de álcool cetílico

Sistema de conservação:
0,4 g de ácido cítrico
0,6 g de sorbato de potássio
0,6 g de benzoato de sódio
12 gotas de oleorresina de alecrim

Aromaterapia:
50 gotas de óleo essencial de gerânio ou de vetiver

PREPARO E MODO DE USO

Siga o passo a passo do preparo de emulsificantes. Armazene em potes limpos e secos. Aplique na face limpa duas vezes ao dia, espalhando o produto na pele e deixando absorver.

Séruns aquosos e géis

Para substituir o gel convencional feito com polímeros sintéticos, podemos preparar um gel feito de gomas naturais. Entre os diversos tipos existentes, costumo trabalhar com a goma xantana por ser fácil de encontrar. O gel é formado no contato da goma com a água. Se fizermos um gel mais líquido para criar um sérum, o modo de preparo será o mesmo. O que altera é a quantidade: quanto mais goma, maior será a viscosidade, quanto menos goma, maior será a liquidez.

PREPARO DO GEL

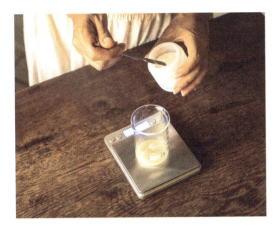

1. Ponha em um béquer a quantidade de glicerina solicitada na receita.

2. Acrescente a goma misturando bem até que dissolva.

3. Em seguida, coloque metade da quantidade de chá ou de água fervida pedida na receita. Pode ser morna ou em temperatura ambiente.

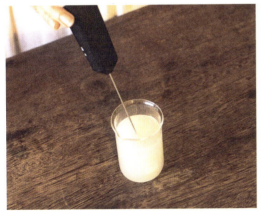

4. Misture bastante com um minimixer e acrescente o ácido cítrico. Volte a misturar.

5. Ponha o restante da água ou do chá e acrescente o sorbato de potássio e o benzoato de sódio. Misture.

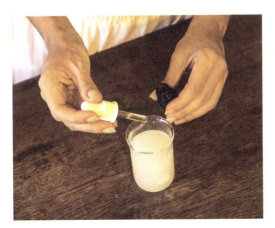

6. Se houver na receita, adicione o óleo essencial e o incorpore ao produto usando o minimixer.

Sérum aquoso antiacne

DIFICULDADE
média

INDICAÇÃO
pele acneica

VALIDADE APROXIMADA
6 meses fora da geladeira, 1 ano refrigerado

Séruns faciais têm a função de tratar questões específicas da pele. No caso do sérum antiacne, ele age diminuindo as inflamações e acelerando o processo de desaparecimento das lesões.

INGREDIENTES

2 g de goma xantana
10 g de glicerina
288 g de chá de tomilho ou água mineral ou filtrada

Sistema de conservação:
0,4 g de ácido cítrico
0,6 g de sorbato de potássio
0,6 g de benzoato de sódio

Aromaterapia:
30 gotas de óleo essencial de melaleuca

PREPARO

Caso opte pelo chá: ferva aproximadamente 350 ml de água e adicione uma colher (sopa) de tomilho. Abafe e, quando estiver morno, coe em uma peneira de trama fina ou em tecido voile. Tenha cuidado para que não passem resíduos sólidos. Caso sobre um pouco de chá, guarde em um frasco spray e use como tônico.

Com uma balança, pese os ingredientes seguindo a orientação do preparo do gel (p. 107). Armazene em uma embalagem de vidro e separe o que irá usar em um frasco de vidro com conta-gotas.

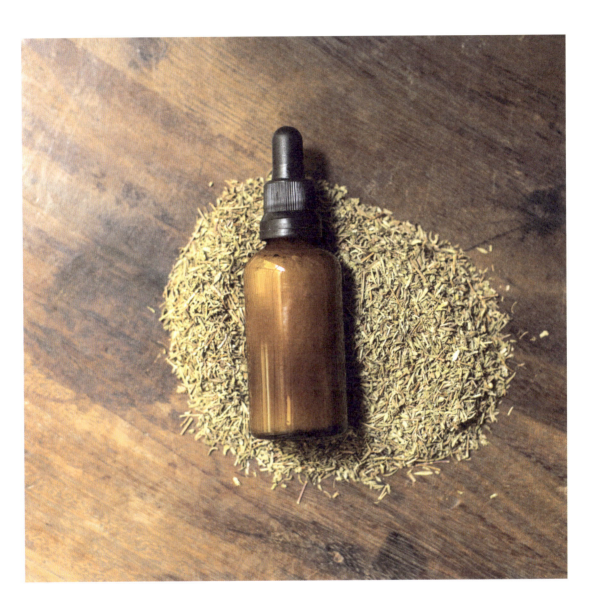

MODO DE USO

Se você tem pele oleosa, pode aplicar algumas gotas em todo o rosto. Ou aplique apenas sobre as áreas lesionadas duas vezes ao dia com a pele limpa. Espere secar antes de passar o hidratante e o filtro solar.

Máscaras faciais

É importante aplicar uma máscara facial pelo menos uma vez por semana. Quando feita com argila, ela penetra profundamente nos poros removendo impurezas. Mas você também pode fazer uma máscara nutritiva com frutas. Trata-se da máscara de argila na seção de produtos multifuncionais (p. 139). Aqui irei compartilhar duas máscaras de frutas ricas em enzimas, hidroxiácidos e nutrientes emolientes.

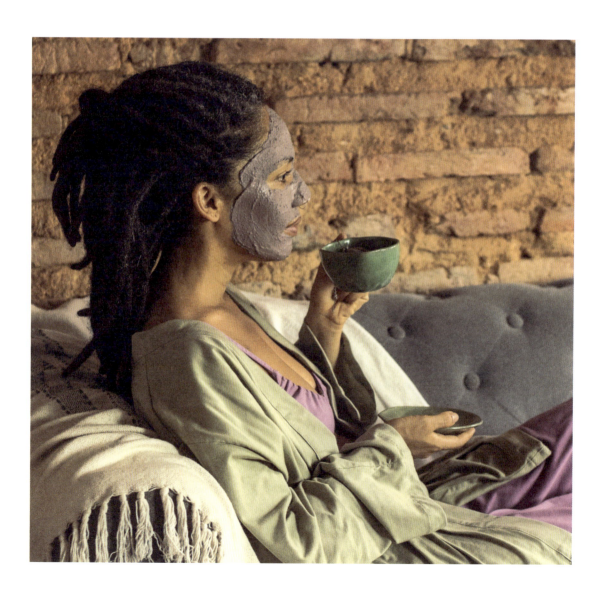

RECEITAS E CUIDADOS

Máscara de abacate e abacaxi

DIFICULDADE
fácil

INDICAÇÃO
pele normal,
seca ou madura

VALIDADE
uso imediato

INGREDIENTES

¼ de um abacate
Sumo de uma fatia de abacaxi

PREPARO

Amasse o abacate com o garfo e reserve. Esprema uma fatia fina de abacaxi em um copo usando as mãos ou um espremedor. Acrescente o sumo do abacaxi ao abacate amassado sem deixar que a mistura fique muito líquida. Misture bastante com um minifouet ou uma espátula.

MODO DE USO

Aplique no rosto limpo com um pincel ou com os dedos. Deixe agir por 30 minutos. Descarte os resíduos e enxágue, seguindo os demais passos dos cuidados com a pele.

Máscara de mamão e aveia

DIFICULDADE
fácil

INDICAÇÃO
pele oleosa
ou mista

VALIDADE
uso imediato

INGREDIENTES

1 pedaço de mamão do tamanho de dois dedos
1 colher (chá) de farinha de aveia
1 colher (chá) de água mineral ou filtrada morna

PREPARO

Misture a aveia com a água morna e reserve. Amasse o mamão e, se necessário, passe em uma peneira. Misture bem usando uma espátula.

MODO DE USO

Aplique no rosto limpo com um pincel ou com os dedos. Deixe agir por 30 minutos. Descarte os resíduos e enxágue, seguindo os demais passos dos cuidados com a pele.

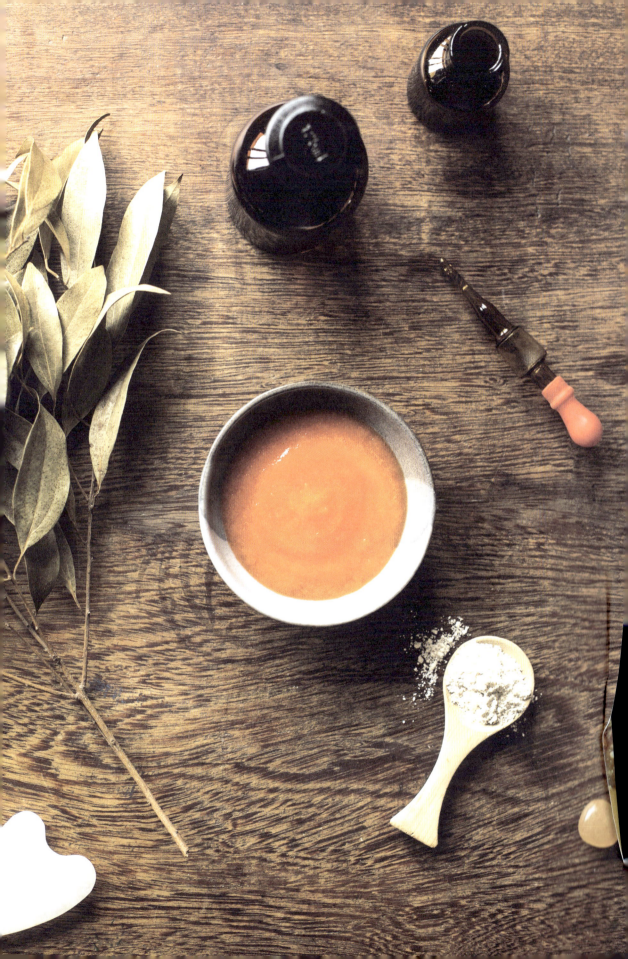

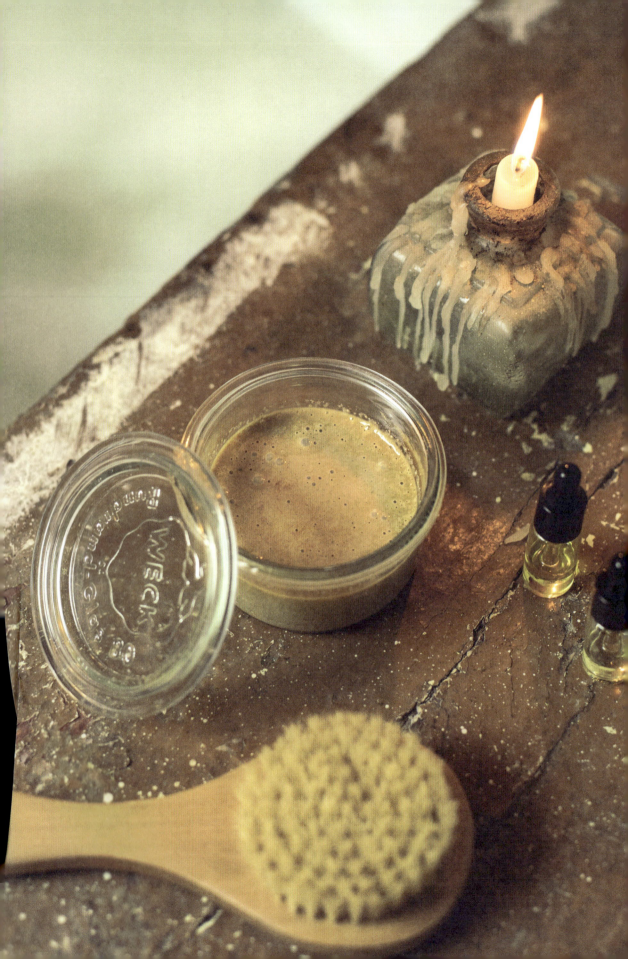

Esfoliante de arroz e argila branca

DIFICULDADE
fácil

INDICAÇÃO
todos os tipos de pele

VALIDADE
1 mês fora da geladeira, 3 meses refrigerado

Pode ser usado em todos os tipos de pele, inclusive na sensível, pois sua granulação é bem fina, embora esfolie muito bem. É especialmente indicado para a pele do rosto, do colo e do pescoço, mas nada impede de ser usado em outras partes do corpo.

INGREDIENTES

2 colheres (sopa) de argila branca
2 colheres (sopa) de farinha de arroz integral
2 colheres (sopa) de melado de cana

PREPARO

Coloque em um pote a argila branca e a farinha de arroz. Misture. Acrescente o melado de cana e incorpore bem com uma espátula até formar uma consistência pastosa.

MODO DE USO

Com a pele limpa e úmida, aplique uma colher de chá do esfoliante e massageie suavemente. Enxágue e prossiga com os outros passos da sua rotina de cuidados. Use de uma a duas vezes por semana.

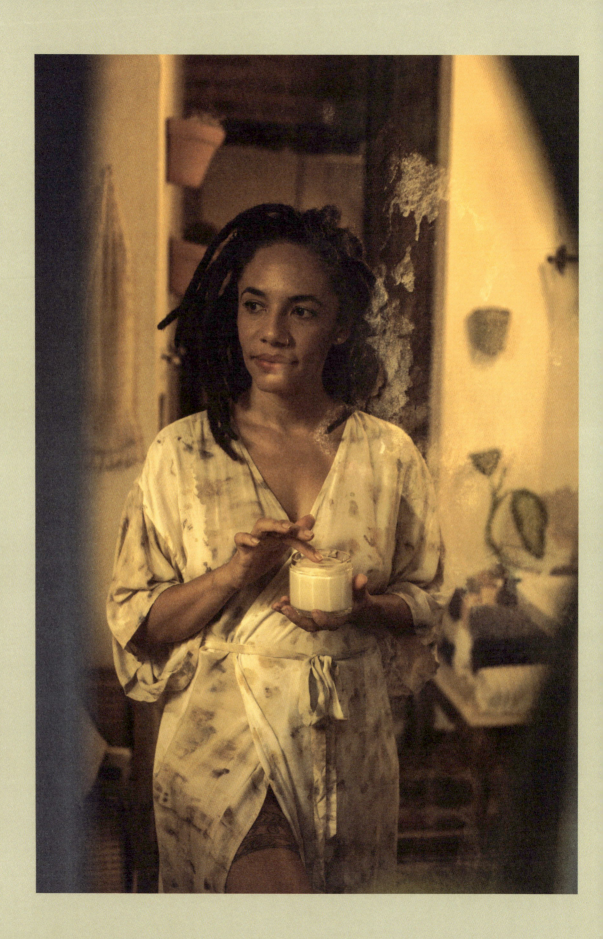

2
PARA A PELE DO CORPO

—

Uma rotina simples incluindo lavar com sabonete suave, hidratar e esfoliar são suficientes para ter uma pele corporal radiante. As receitas a seguir envolvem essas três etapas. Caso sinta falta de algo, consulte a seção de produtos multifuncionais (p. 139). Também acrescentei receitas de desodorante, afinal, a axila faz parte do corpo.

NESTE CAPÍTULO

118   Sabonete de abacate e aveia

121   Hidratante de cacau e castanha

122   Desodorante cremoso

124   Desodorante líquido

PARA A PELE DO CORPO

Sabonete de abacate e aveia

DIFICULDADE
elaborada

INDICAÇÃO
todos os
tipos de pele

**VALIDADE
APROXIMADA**
6 meses ou mais
enquanto não
aparecerem
pontos de oxidação
(manchas
amareladas com
cheiro ruim)

Só de parar de usar sabonetes convencionais e substituí-los por esta receita, você já vai notar uma grande diferença. Os sabonetes convencionais costumam ressecar a pele, causando uma sensação de repuxamento, e possuem muitos ingredientes desnecessários com apelo puramente comercial (corantes, aromas sintéticos, espuma em excesso etc.). Outra característica deles é serem pobres em glicerina, um umectante natural produzido durante a saponificação. O sabonete artesanal é rico em glicerina.

INGREDIENTES

Para o preparo da base:
250 g de óleo de palma orgânico
125 g de óleo de coco
125 g de azeite de oliva
10 g de dolomita
73 g de hidróxido de sódio (mínimo 97% PA)
180 g de água mineral ou filtrada

Aditivos:
15 g de óleo de abacate
10 g de farinha de aveia
20 gotas de oleorresina de alecrim
30 gotas de óleo essencial de laranja-doce (opcional)
30 gotas de óleo essencial de patchuli (opcional)

PREPARO

Coloque a manteiga de palma e o óleo de coco em uma tigela de vidro que suporte calor. Derreta em banho-maria. Retire do fogo quando a mistura estiver líquida e adicione o azeite de oliva e a dolomita. Realize todo o processo de saponificação (p. 91). Enquanto o sabonete cozinha em banho-maria, separe os aditivos.

Pese o óleo de abacate e, se estiver sólido, derreta em banho-maria. Dissolva os óleos essenciais e a oleorresina de alecrim nele. Adicione a mistura à receita e em seguida adicione a farinha de aveia, misturando bem cada ingrediente antes do próximo.

Derrame o sabão na fôrma e corte após 48 horas. Passado o tempo de cura, meça o pH, que não deve ser superior a 10,5.

Armazene as barras de sabonete que não estiver usando em local fresco e escuro.

ESFOLIANTE DE BUCHA VEGETAL (LUFFA)

Uma dica para aproveitar seu sabonete natural é fazer um esfoliante com bucha vegetal. Esfregue a barra na bucha úmida e massageie o corpo com movimentos circulares e suaves. Enxágue.

Quando feito duas vezes por semana, esse esfoliante ajuda a eliminar células mortas e estimula a circulação. Quanto mais sensível for a sua pele, mais delicado deve ser o movimento.

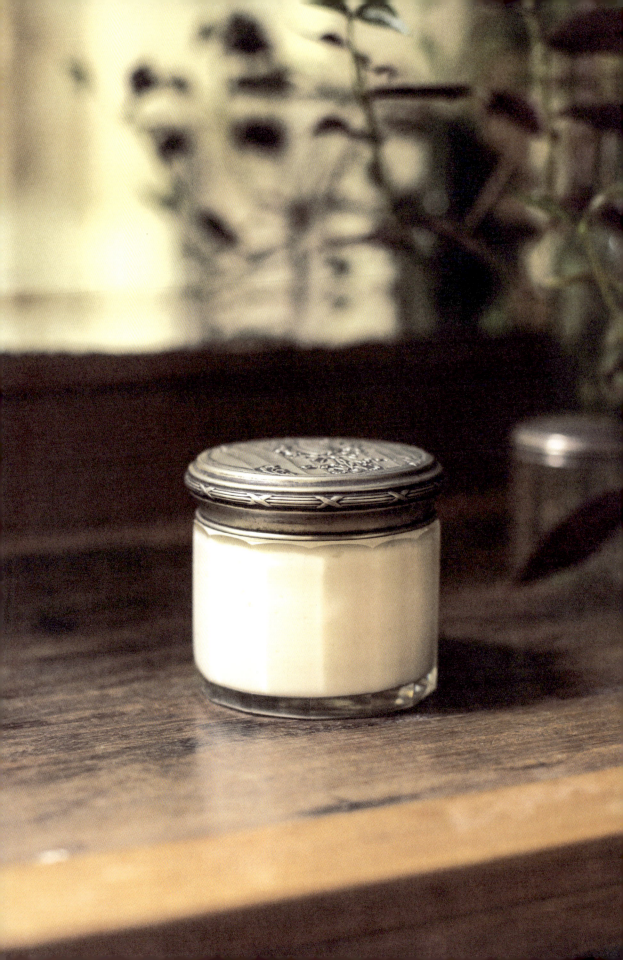

RECEITAS E CUIDADOS

Hidratante de cacau e castanha

DIFICULDADE
média

INDICAÇÃO
todos os
tipos de pele

VALIDADE
APROXIMADA
6 meses fora da
geladeira, 1 ano
refrigerado

Um creme para hidratar todos os tipos de pele e prevenir o envelhecimento precoce. Une o poder do óleo de castanha-do-pará à cremosidade emoliente da manteiga de cacau, dois ingredientes clássicos da cosmetologia brasileira. O óleo essencial de ylang ylang torna a receita ainda mais doce, luxuosa e sensual.

INGREDIENTES

Para a fase aquosa:
244 g de água mineral ou filtrada quente
15 g de glicerina

Para a fase oleosa:
10 g de óleo de castanha-do-pará
10 g de manteiga de cacau
12 g de emulsificante Olivem® 1000
9 g de álcool cetílico

Sistema de conservação:
0,4 g de ácido cítrico
0,6 g de sorbato de potássio
0,6 g de benzoato de sódio
12 gotas de oleorresina de alecrim

Aromaterapia:
50 gotas de óleo essencial de ylang ylang

PREPARO E MODO DE USO

Siga o passo a passo do preparo de emulsificantes (p. 101). Armazene em um pote limpo e seco. Aplique na pele limpa depois do banho. Espalhe o produto e espere absorver.

PARA A PELE DO CORPO

Desodorante cremoso

DIFICULDADE
fácil

INDICAÇÃO
todos os tipos de pele

VALIDADE
6 meses

São muitos os ingredientes presentes em desodorantes que devem ser evitados, como o cloridrato de alumínio ou cloreto de alumínio, além dos conservantes e das fragrâncias sintéticas. Esse desodorante não contém nenhum deles e previne o mau cheiro através da sinergia de ingredientes naturais, e hidrata as axilas.

INGREDIENTES

30 g de manteiga de cacau
10 g de óleo de coco
15 g de argila branca
15 g de bicarbonato de sódio
10 g de amido de tapioca
3 g de oleorresina de copaíba
10 gotas de um óleo essencial que complemente a ação desodorante, como alecrim, melaleuca, capim-limão, lavanda ou cipreste

PREPARO

Derreta a manteiga de cacau junto do óleo de coco em banho-maria. Acrescente a argila, o amido e o bicarbonato e mexa bem com uma espátula ou colher. Coloque a oleorresina de copaíba e o óleo essencial. Misture com um minifouet ou minimixer e armazene em um pote de vidro. Você pode aumentar a quantidade de óleos essenciais para 20 gotas no máximo. A copaíba é usada em maior escala por se tratar de uma resina.

MODO DE USO

Aplique cuidadosamente na axila sem esfregar para não causar irritação.

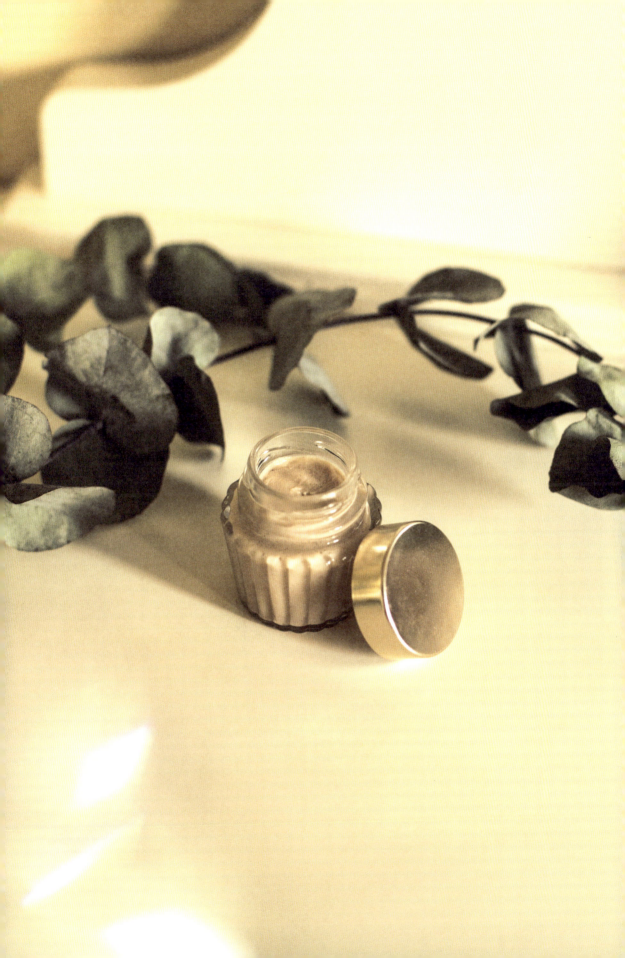

Desodorante líquido

DIFICULDADE
fácil

INDICAÇÃO
todos os tipos de pele

VALIDADE
2 meses

Se você prefere desodorante líquido, vai gostar desta receita feita com ervas e pedra hume.

INGREDIENTES

100 ml de água mineral ou filtrada fervida
1 colher (sopa) de hamamélis, pitanga ou tomilho
1 colher (sopa) de pedra hume em pó
1 colher (chá) de glicerina vegetal
5 gotas de óleo essencial de melaleuca ou cipreste

PREPARO

Prepare o chá e deixe em infusão por 5 minutos. Coe usando um voile. Em um béquer, acrescente a glicerina e a pedra hume misturando com uma espátula até dissolver. Jogue sobre a mistura o chá ainda quente e continue misturando até ficar transparente. Acrescente o óleo essencial e misture mais. Armazene em um frasco.

MODO DE USO

Agite antes de usar. Aplique nas axilas e reaplique quando achar necessário. Para um melhor desempenho dos desodorantes naturais, esfolie a área com bucha vegetal duas vezes por semana.

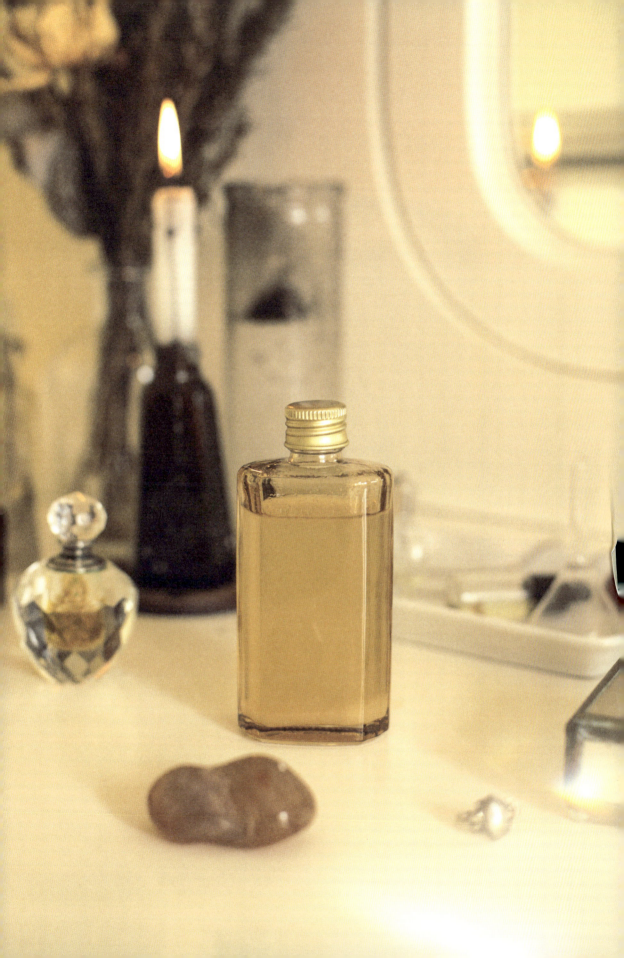

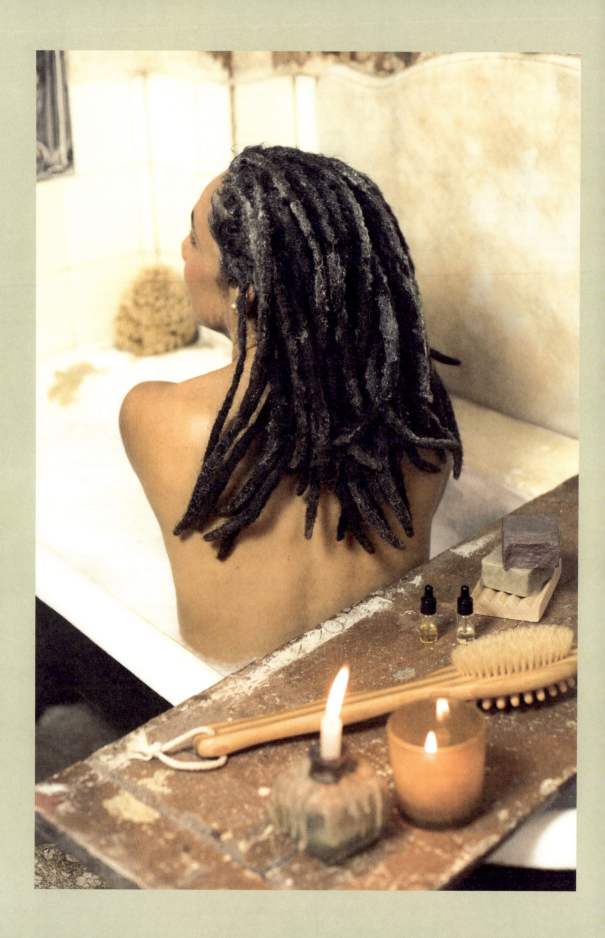

3
PARA O CABELO E COURO CABELUDO

—

O couro cabeludo precisa de limpeza suave, e o comprimento, de emoliência e proteção.

É comum o couro cabeludo se equilibrar depois de um tempo usando cosméticos naturais. Shampoos convencionais possuem tensoativos que retiram a proteção natural do couro cabeludo e condicionadores convencionais se acumulam nos fios e podem deixá-los pesados com o tempo.

A transição com cosméticos capilares pode ser um pouco mais longa do que a com aqueles usados na pele. É preciso paciência, pois o cabelo retém muito mais produtos do que a pele. Muitas vezes nos adaptamos a algumas receitas caseiras, mas sentimos necessidade de complementar com alguns produtos prontos. Se depois de um tempo experimentando você ainda quiser usar cosméticos naturais industrializados, faça isso.

A seguir temos receitas de shampoos, condicionadores e um creme multifuncional. Caso sinta vontade de incluir algum gel ou sérum, complemente a rotina com as receitas da seção de produtos multifuncionais (p. 139). Sugiro o uso de máscara e luvas ao preparar shampoos sólidos.

NESTE CAPÍTULO

128 **Shampoo de camomila e pracaxi em barra**

130 **Shampoo em barra de argila verde e alecrim**

132 **Creme multifuncional de dendê e karité**

134 **Condicionador de ervas**

136 **Condicionador sólido mix de manteigas**

Shampoo de camomila e pracaxi em barra

DIFICULDADE
fácil

INDICAÇÃO
cabelo seco
ou ressecado

VALIDADE
de 6 a 8 meses.
Deixe sempre em
local seco e fresco e
evite embalagens
que abafem o
produto

Se você tem cabelo seco e usa shampoos convencionais, é muito provável que não tenha encontrado, até o momento, produtos que limpem o suficiente sem ressecar o comprimento. Esta receita limpa o cabelo com suavidade e dura bastante. Além disso, conta com ervas que estimulam o couro cabeludo e gorduras que dão emoliência ao comprimento.

INGREDIENTES

Para a fase 1:

60 g de tensoativo SLSA
5 g de anfótero betaínico
5 g de aveia em pó
5 g de camomila em pó
5 g de argila branca

Para a fase 2:

10 g de manteiga de cacau
5 g de óleo de pracaxi
4 gotas de oleorresina de alecrim
20 gotas de óleo essencial de menta ou gerânio
5 g de glicerina vegetal

PREPARO

Coloque todos os ingredientes secos em uma cuba de vidro ou cerâmica, incorpore-os com uma espátula e reserve. Derreta a manteiga de cacau combinada com o óleo de pracaxi e, em seguida, acrescente a oleorresina de alecrim e o óleo essencial, misturando tudo. Adicione essa mistura aos ingredientes secos. Depois acrescente a glicerina e misture tudo com as mãos. Continue amassando até obter o resultado mais homogêneo possível. Ao alcançar esse ponto, ponha no molde escolhido e tire depois de 24 horas, deixando secar em local arejado por pelo menos uma semana. A receita equivale a um shampoo

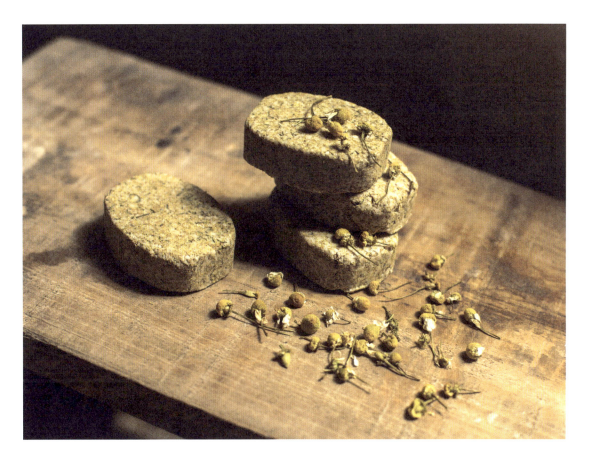

de 100 g, mas você pode aumentar as quantidades proporcionalmente para obter mais barras de uma vez.

MODO DE USO

Molhe o cabelo e passe o shampoo no couro cabeludo fazendo alguns riscos. Massageie para que forme espuma. Não é necessário aplicar em grande quantidade nem no comprimento, pois todo o cabelo recebe o produto no enxágue. Se julgar necessário, repita a aplicação.

Shampoo em barra de argila verde e alecrim

DIFICULDADE
fácil

INDICAÇÃO
cabelo oleoso ou misto

VALIDADE
de 6 a 8 meses. Deixe sempre em local seco e fresco e evite embalagens que abafem o produto

A proposta é uma limpeza poderosa do couro cabeludo com ervas que ajudam a controlar a oleosidade excessiva sem ressecar as pontas.

INGREDIENTES

Para a fase 1:
70 g de tensoativo SLSA
5 g de anfótero betaínico
5 g de aveia em pó
7 g de argila verde
5 g de óleo de jojoba ou de andiroba

Para a fase 2:
5 g de alecrim em pó
4 gotas de oleorresina de alecrim
20 gotas de óleo essencial de alecrim ou patchuli
3 g de glicerina vegetal

PREPARO

Coloque todos os ingredientes secos em uma cuba de vidro ou cerâmica e mexa com uma espátula. Reserve. Misture o óleo de jojoba (ou de andiroba – derreta em banho-maria caso esteja sólido) à oleorresina de alecrim e ao óleo essencial. Junte a mistura aos ingredientes secos. Depois acrescente a glicerina e misture tudo com as mãos. Continue amassando até conseguir o resultado mais homogêneo possível. Ao alcançar esse ponto, coloque no molde escolhido. Tire do molde depois de 24 horas e deixe secar em local arejado por pelo menos uma semana.

A receita equivale a um shampoo de 100 g, mas você pode aumentar as quantidades proporcionalmente para obter mais barras de uma vez.

MODO DE USO

Molhe o cabelo e passe o shampoo no couro cabeludo fazendo alguns riscos. Massageie até formar espuma. Não é necessário aplicar em grande quantidade. Caso o seu cabelo seja muito oleoso, produza espuma suficiente para escorrer pelo comprimento. Enxágue e, se julgar necessário, repita a aplicação.

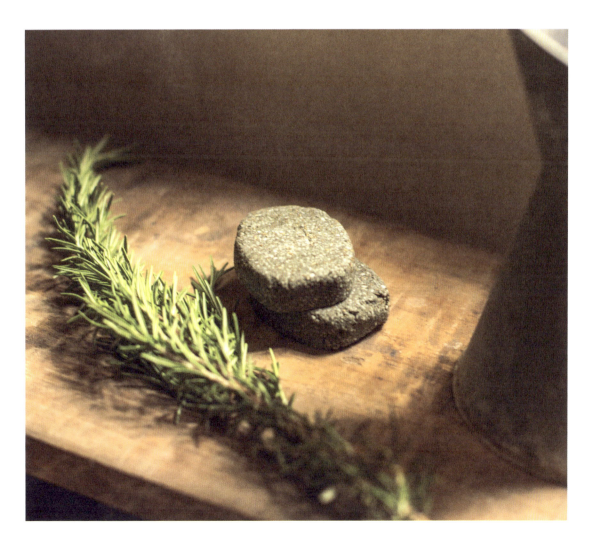

Creme multifuncional de dendê e karité

DIFICULDADE
média

INDICAÇÃO
todos os tipos de cabelo, especialmente os crespos e cacheados

VALIDADE APROXIMADA
6 meses fora da geladeira, 1 ano refrigerado

Um creme que garante maciez, brilho e proteção ao cabelo. O melhor é que ele é multifuncional e pode ser usado de acordo com a necessidade. Um produto para você se apaixonar.

INGREDIENTES

Para a fase aquosa:
252 g de água mineral ou filtrada quente
9 g de glicerina vegetal

Para a fase oleosa:
8 g de azeite de dendê
10 g de manteiga de karité
12 g de emulsificante Olivem® 1000
9 g de álcool cetílico

Sistema de conservação:
0,4 g de ácido cítrico
0,6 g de sorbato de potássio
0,6 g de benzoato de sódio
12 gotas de oleorresina de alecrim

Aromaterapia:
30 gotas de óleo essencial de laranja
20 gotas de óleo essencial de patchuli

PREPARO

Siga o passo a passo do preparo de emulsificantes (p. 101). Armazene em um pote limpo e seco. Para tornar a produção mais econômica, você pode substituir o Olivem e o álcool cetílico por 21 g de BTMS (veja mais na p. 69). A pouca quantidade de óleo de laranja não causará manchas, mesmo que o creme permaneça no cabelo.

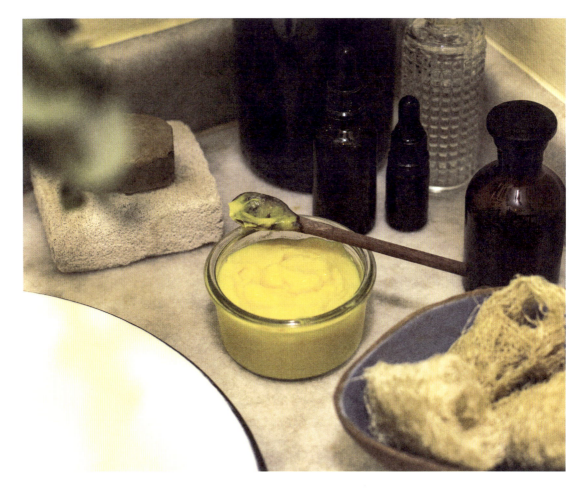

Caso não encontre manteiga de karité ou azeite de dendê, substitua-os por manteiga de cupuaçu e óleo de abacate, respectivamente.

MODO DE USO

Como creme de pentear, aplique nos fios depois da lavagem e deixe secar naturalmente. Como creme de tratamento, aplique no cabelo úmido e limpo, enluvando mecha a mecha, e enxágue depois de trinta minutos. Como condicionador, aplique depois do shampoo, deixe agir por um minuto e enxágue. Pode ainda ser usado como pré-shampoo: aplique no comprimento seco ou úmido antes do shampoo.

Condicionador de ervas

DIFICULDADE
fácil

INDICAÇÃO
personalizável

VALIDADE
3 meses fora da geladeira, 6 meses refrigerado

> Para saber mais sobre as propriedades das ervas, leia a seção de ervas e botânicos em geral na parte II (p. 32)

Depois do shampoo, você pode finalizar a lavagem do seu cabelo com o condicionador de ervas e vinagre. As ervas serão escolhidas de acordo com o seu tipo de cabelo, mas há algumas que funcionam para todos, como camomila, calêndula e hibisco.

INGREDIENTES

300 ml de água mineral ou filtrada
150 ml de vinagre de maçã
2 colheres (chá) da erva indicada para seu tipo de cabelo

SUGESTÕES DE ERVAS DE ACORDO COM O TIPO OU A CONDIÇÃO DO CABELO:

- Oleoso: pitanga, hamamélis
- Seco: hibisco
- Opaco: calêndula, camomila

PREPARO

Acrescente a erva à água fervida. Coe e espere esfriar. Adicione o vinagre de maçã. Coloque em um frasco.

MODO DE USO

Depois de lavar o cabelo, aplique no comprimento o quanto julgar necessário. Deixe agir por alguns minutos e enxágue.

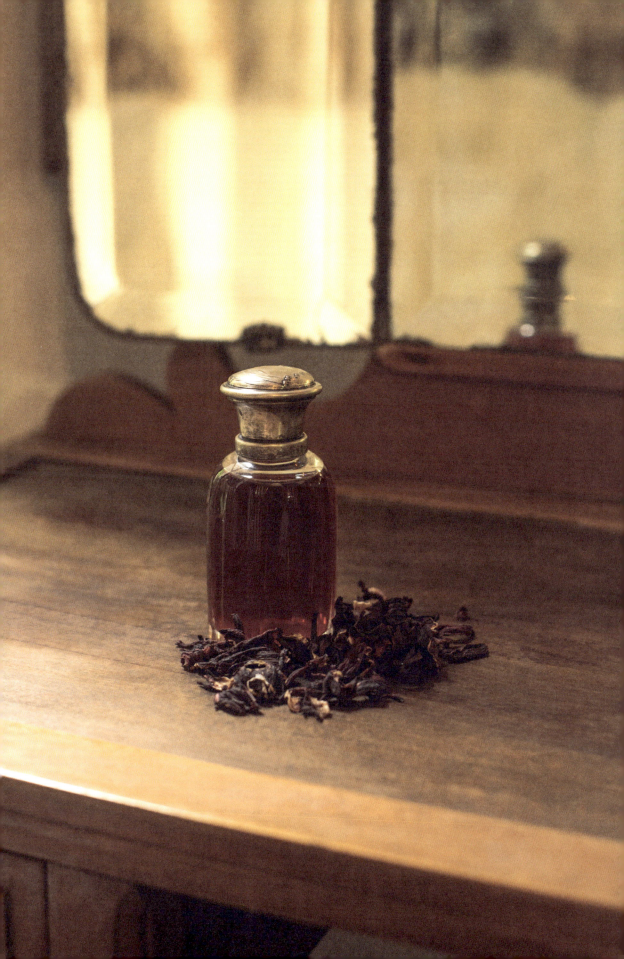

Condicionador sólido mix de manteigas

DIFICULDADE
fácil

INDICAÇÃO
todos os tipos de cabelo

VALIDADE
de 6 a 8 meses. Deixe sempre em local seco e fresco e evite embalagens que abafem o produto

Esse grande aliado na transição para cosméticos capilares naturais vai ajudar a amaciar os fios e facilitar o desembaraço. Alguns dos seus pontos fortes são a durabilidade e o rendimento excelentes.

INGREDIENTES

20 g de emulsificante Olivem® 1000
45 g de álcool cetílico
10 g de manteiga de cupuaçu
10 g de manteiga de cacau
2 g de óleo de coco
3 g de glicerina
10 g de cacau em pó
5 gotas de oleorresina de alecrim

Aromaterapia
20 gotas de óleo essencial de capim-limão

PREPARO

Coloque em um recipiente o emulsificante, o álcool cetílico, as manteigas e o óleo de coco e leve ao fogo em banho-maria até que derretam. Retire do fogo e adicione a oleorresina de alecrim e a glicerina. Mexa bastante com uma espátula. Se julgar necessário, use um mixer. Quando começar a esfriar, mas antes de endurecer, acrescente o cacau em pó e o óleo essencial e volte a misturar. Coloque em uma fôrma e leve à geladeira por uma noite. Desenforme no dia seguinte e deixe secar em local fresco por pelo menos 5 dias.

4
PRODUTOS MULTIFUNCIONAIS

—

Na cosmética natural há muitos produtos que podem ser usados de diversas formas e em mais de uma parte do corpo, chamados multifuncionais. Vou compartilhar a seguir algumas receitas para você experimentar bastante como e onde quiser. Eles ajudam a reduzir a quantidade de produtos do dia a dia e são incríveis principalmente em viagens, quando carregamos o mínimo possível.

Isso não significa que você não possa prepará-los para determinadas partes do corpo. A escolha é sua. Este módulo já é uma preparação para o capítulo seguinte, no qual compartilho dicas para além das receitas.

NESTE CAPÍTULO

140 **Sérum oleoso**

144 **Gel de babosa**

148 **Gel de linhaça**

150 **Máscara de argila**

153 **Esfoliante de cristais**

Sérum oleoso

DIFICULDADE
fácil

INDICAÇÃO
personalizável

VALIDADE
6 meses

O sérum oleoso pode ser aplicado dos pés à cabeça. De fácil preparo, funciona como óleo de massagem (facial, corporal e capilar), é emoliente e sela a hidratação do cabelo e da pele quando usado depois do creme de pentear ou do hidratante facial. Esse tipo de sérum é basicamente a mistura de óleos vegetais e óleos essenciais. Para enriquecê-lo, você pode criar um oleato com ervas ou resinas sólidas. A seguir, dou dois exemplos de séruns, um corporal e outro facial com ingredientes intercambiáveis.

SÉRUM CORPORAL

INGREDIENTES

30 ml de óleo de coco
30 ml de azeite de oliva
12 gotas de óleo essencial de sua escolha
4 gotas de oleorresina de alecrim

PREPARO E MODO DE USO

Misture todos os ingredientes e coloque em um frasco. Use para massagens ou para nutrir a pele. Pode ser aplicado antes, durante ou depois do banho.

SÉRUM FACIAL

INGREDIENTES

30 ml de óleo de jojoba
6 gotas de óleo essencial de sua escolha
2 gotas de oleorresina de alecrim

PREPARO E MODO DE USO

Prepare e use da mesma forma que o sérum corporal. Para o rosto, apenas algumas gotas são suficientes.

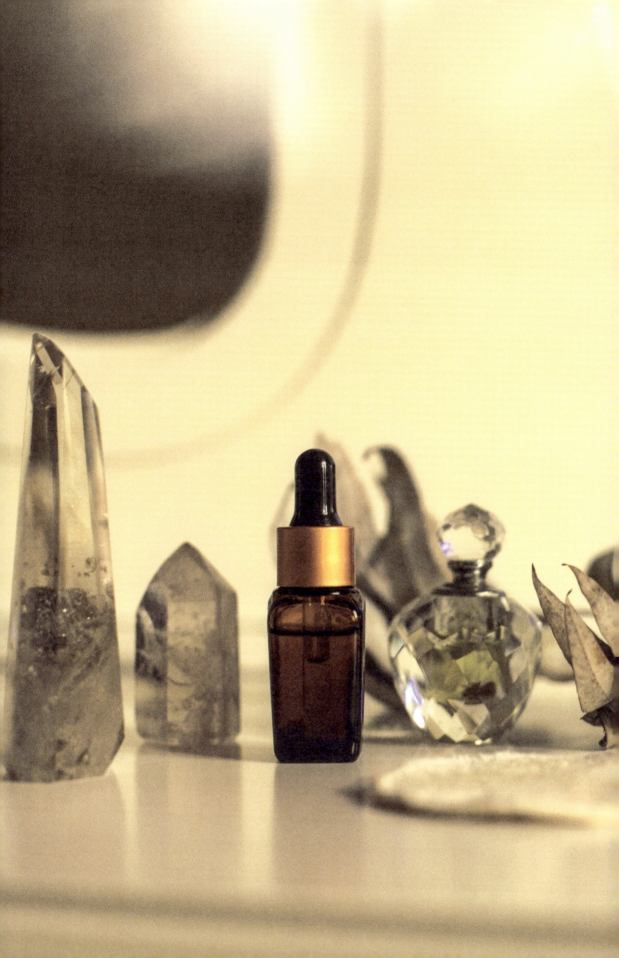

OLEATO

O oleato é feito a partir da infusão de ervas secas e bem picadas em óleo. Além de ervas, você pode infundir resinas como amescla ou mirra. Se forem sementes, amasse antes. As resinas devem ser reduzidas aos menores pedaços possíveis com ajuda de um gral ou pilão. 1. Depois de selecionar e preparar a erva ou resina, coloque-a em um pote de vidro. Escolha um óleo vegetal que permaneça líquido à temperatura ambiente. 2. Cubra a erva ou resina com o óleo até ultrapassar a marca de dois dedos. 3. Tampe e deixe em infusão por 30 dias. 4. Coe em tecido voile. 5. Armazene em um frasco de vidro. Você pode usar esse oleato no preparo de séruns ou aplicar diretamente na pele, sem a necessidade de acrescentar óleos essenciais. A resina de mirra e ervas como rosa, calêndula e camomila fazem parte dos meus oleatos favoritos.

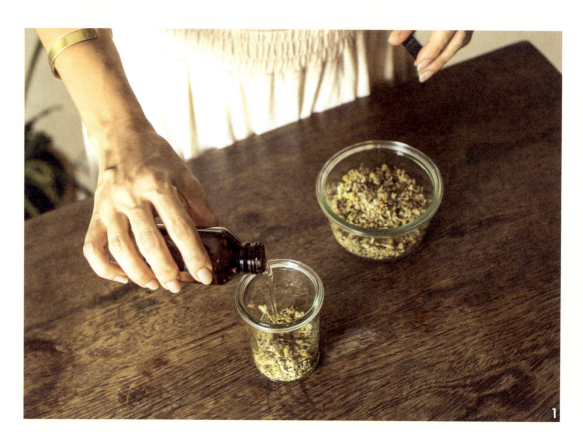

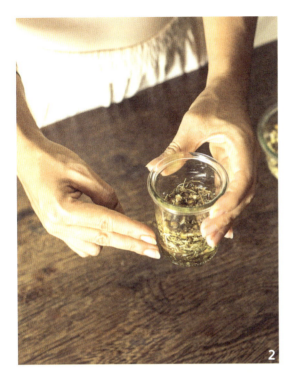

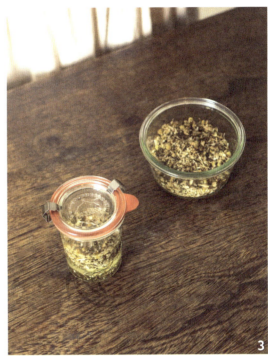

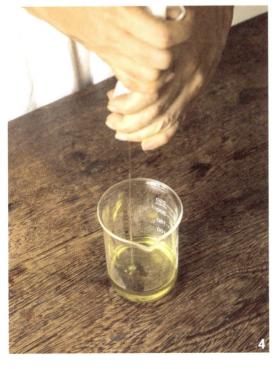

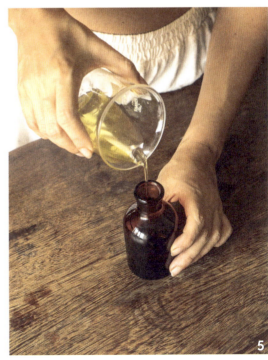

PRODUTOS MULTIFUNCIONAIS

Gel de babosa

DIFICULDADE
média

INDICAÇÃO
multifuncional

VALIDADE
3 meses fora da geladeira, até 1 ano refrigerado

A babosa (*Aloe vera*) é uma das minhas plantas favoritas para usar na beleza. Ela me acompanha há muitos anos e, sempre que viajo à casa de uma tia, colho mudas que vieram da Fazenda Encantada, local onde meus bisavós maternos viveram. Elas são ainda mais queridas por estarem na minha família há gerações, mas isso não quer dizer que as suas não serão igualmente especiais.

Você pode plantar as próprias babosas e começar uma história a partir de agora. Ou pode comprar nas feiras, com fornecedores de ervas. Colhendo ou comprando, use sempre folhas suculentas e frescas.

O gel de babosa deve ser usado fresco e ele não é muito durável, mas a receita que compartilho aqui leva conservantes, o que aumenta sua sobrevida. Quando aplicado na pele, hidrata e protege. No cabelo, além de proteger, estimula a formação de ondas e cachos. Para isso, experimente passar nos fios e amassá-los com as mãos de baixo para cima.

INGREDIENTES

4 a 6 folhas de babosa bem suculentas
1 l de água mineral ou filtrada gelada

RECEITAS E CUIDADOS

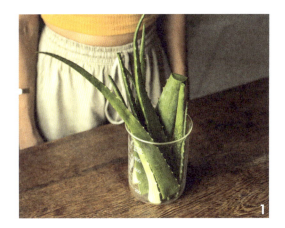
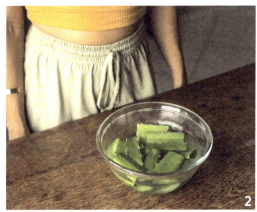
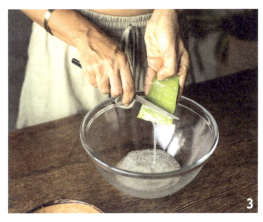
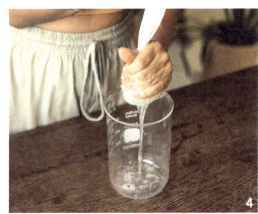

PREPARO

1. Corte a base das folhas da babosa e as deixe na vertical para escorrer a aloína. Lave as folhas e corte em pedaços.

2. Retire os espinhos e as deixe de molho dentro de uma panela ou tigela com a água gelada.

3. Descasque completamente se for bater no liquidificador ou apenas um lado se raspar com a faca.

4. Quando terminar de extrair o gel das folhas, coe em tecido voile. Você deve produzir 500 ml de gel. Como o tamanho da babosa é variável, tenha mais folhas disponíveis para chegar a essa quantidade ou faça regra de três para ajustar os conservantes. Caso ultrapasse os 500 ml, você pode fazer regra de três ou usar o que sobrou imediatamente. Sem o conservante, dura até três dias na geladeira. Considerando os 500 ml de gel, siga os passos da próxima página.

PARA DURAR MAIS

500 ml de gel de babosa
0,5 g de ácido cítrico
1 g de benzoato de sódio
1 g de sorbato de potássio
10 g de glicerina

Se quiser fazer um gel de babosa sem conservantes sintéticos, use uma colher (sopa) de vinagre para cada folha de babosa. O vinagre conserva o gel por um mês refrigerado.

Separe metade do gel em um béquer e acrescente o ácido cítrico. Misture com um fouet. Acrescente o restante do gel, o sorbato de potássio, o benzoato de sódio, a glicerina e misture mais até que incorporem. Guarde em um recipiente de vidro escuro. O gel pode ficar cor-de-rosa, mas isso não significa que estragou. Para diminuir esse efeito, descasque muito bem a babosa e use apenas a polpa transparente, evitando a casca.

MODO DE USO

Você pode passar o gel no rosto, no corpo, no cabelo ou no couro cabeludo. Ele é muito refrescante e excelente para aliviar queimaduras solares. É indicado para todos os tipos de pele e é excepcional para cabelo crespo, cacheado e ondulado. Algumas pessoas podem apresentar alergias, que acontecem com mais frequência ao acrescentar pedaços da casca. Use apenas o gel.

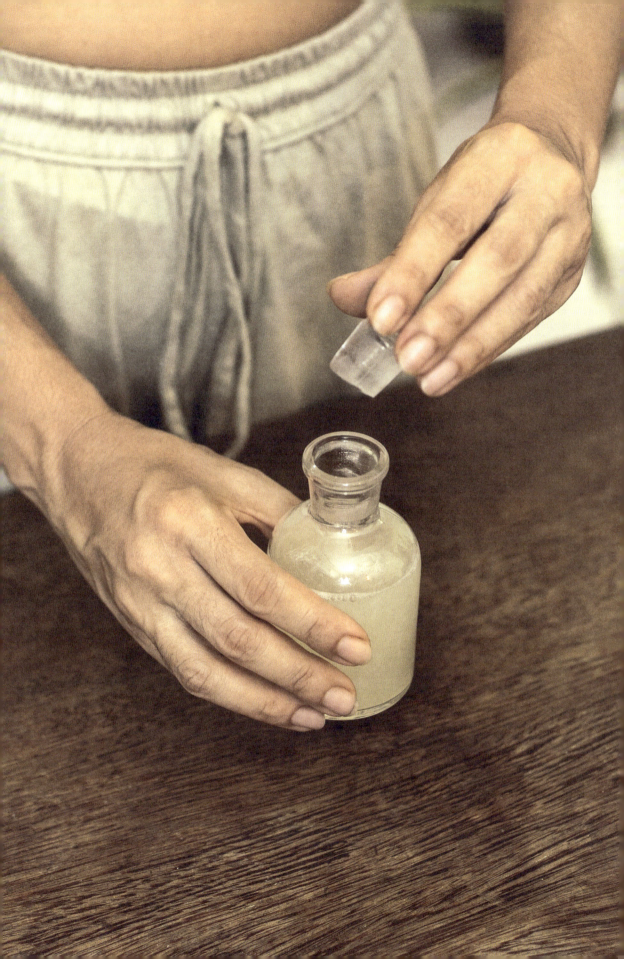

Gel de linhaça

DIFICULDADE
fácil

INDICAÇÃO
multifuncional

VALIDADE
3 meses fora da geladeira, 6 meses refrigerado

O gel feito a partir das sementes da linhaça se popularizou nos cabelos crespos e cacheados em transição capilar. Com a interrupção do uso de produtos químicos alisantes, o gel de linhaça ajuda a lidar com as duas texturas do cabelo: a natural, próxima à raiz, e a com química, no comprimento. Ele é muito útil no processo de aceitação do cabelo natural, definindo e dando brilho aos fios.

Ressalto que o gel de linhaça tem muitas propriedades benéficas para a pele e pode ser usado nos cuidados faciais e corporais, além dos capilares já bastante conhecidos.

INGREDIENTES

4 colheres (sopa) de semente de linhaça
600 ml de água mineral ou filtrada
2 colheres (sopa) de calêndula ou outra erva de sua escolha

PREPARO

Acrescente, em uma panela, a água, a linhaça e a calêndula. Aqueça até a mistura adquirir uma consistência viscosa. Peneire e separe 500 g do gel produzido.

PARA DURAR MAIS

500 g de gel de linhaça
0,5 g de ácido cítrico
1 g de benzoato de sódio
1 g de sorbato de potássio

Acrescente 250 g desse gel em outro recipiente e dissolva nele o ácido cítrico. Misture bem. Acrescente o restante do gel e coloque o benzoato de sódio e o sorbato de potássio. Se julgar necessário, use um mixer. Misture até que dissolvam completamente. Armazene em um frasco escuro e limpo.

RECEITAS E CUIDADOS

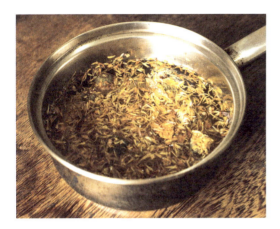
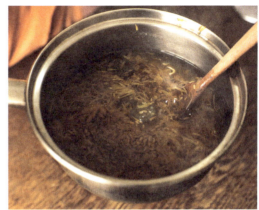
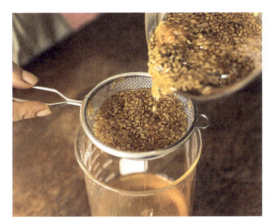
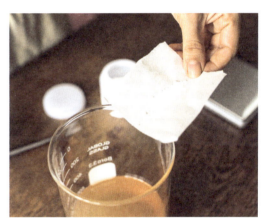

Caso tenha produzido mais de 500 g da mistura inicial, use o restante imediatamente (você pode aplicar a regra de três para calcular as quantidades dos conservantes) ou armazene na geladeira por até três dias.

MODO DE USO

Diretamente no rosto como um sérum, antes do hidratante. Pode ser usado no cabelo seco, para arrumar ou pentear, ou antes ou depois do creme de pentear.

Máscara de argila

DIFICULDADE
fácil

INDICAÇÃO
personalizável

VALIDADE
uso imediato

Esta receita está aqui, e não na seção de produtos faciais, porque a máscara de argila pode ser passada tanto no cabelo como no corpo. A argila verde usada no couro cabeludo ajuda a controlar a oleosidade, a argila vermelha usada semanalmente nos seios contribui com a firmeza e a argila roxa usada em quem tem o colo avermelhado diminui a vermelhidão. Por isso não precisamos limitar sua aplicação. Vou dar uma receita destinada ao rosto como exemplo, mas você pode duplicar ou triplicar as medidas se desejar usar em partes mais extensas.

INGREDIENTES

2 colheres (sopa) de argila
1 colher (sopa) de erva da sua preferência
50 ml de água mineral ou filtrada
1 a 2 gotas de óleo essencial (opcional)

PREPARO

Esta receita será criada por você. Sugiro voltar ao capítulo II na seção de ingredientes naturais (p. 31). Você vai selecionar uma argila, uma erva para chá e um óleo essencial, se quiser. Baseie a escolha no que sua pele necessita no momento. Prepare o chá e o deixe abafado por aproximadamente 10 minutos. Coe. Hidrate a argila com parte desse chá aos poucos, mexendo com uma espátula não metálica num recipiente de vidro ou cerâmica até formar uma mistura de consistência cremosa. Misture o óleo essencial até homogeneizar. Aplique na pele limpa e deixe agir, enxaguando antes de a argila secar completamente.

RECEITAS E CUIDADOS

Caso a máscara seja para o couro cabeludo, é recomendável uma mistura mais rala, então acrescente mais chá. Aplique com um pincel na área limpa e deixe agir por 20 minutos. Enxágue bastante. Se julgar necessário, use um pouco de shampoo para remover toda a argila. Esta é uma receita básica, mas você pode incorporar outros elementos, como leite vegetal – excelente para a pele seca – para hidratar a argila em vez de água. Para diminuir o repuxamento que a mistura causa pós-enxágue, misture uma colher (café) de melado de cana. O melado de cana faz com que a argila seque mais devagar. Ao duplicar ou triplicar a argila, não faça o mesmo com o óleo essencial, limite-se a 1 a 2 gotas. Caso perceba que o óleo essencial junto à argila irritou a pele, dispense-o.

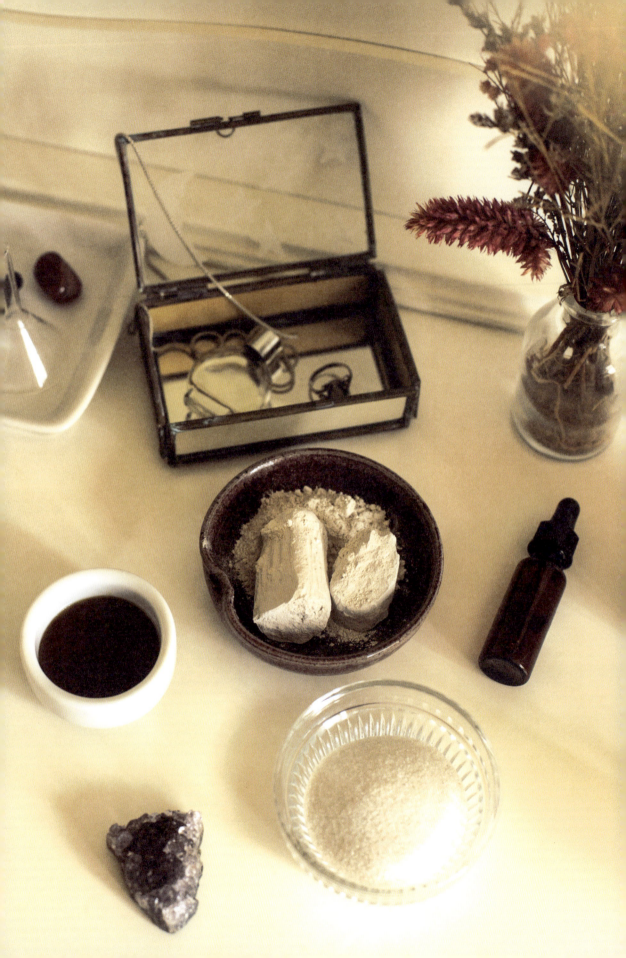

Esfoliante de cristais

DIFICULDADE
fácil

INDICAÇÃO
todos os tipos de pele, exceto a sensível

VALIDADE
3 meses

O esfoliante de cristais é feito com cristais de quartzo em pó e algum líquido. Ele é muito poderoso, por isso deve ser usado na pele com bastante cuidado. Esta receita pode ser armazenada e usada em qualquer parte do corpo que esteja precisando de uma esfoliação mais potente.

INGREDIENTES

50 g de argila branca
50 g de cristais de quartzo em pó
Melado de cana

PREPARO

Coloque em um recipiente a argila e os cristais. Acrescente o melado de cana aos poucos até formar uma pasta com uma consistência cremosa. Armazene em um pote de vidro e, com uma colher de chá, esfolie a pele do rosto. Aumente a quantidade de ingredientes caso vá esfoliar uma área maior. Aplique o produto sempre na pele limpa e levemente úmida. Depois de massagear suavemente, com movimentos circulares, enxágue.

5
PERSONALIZAÇÃO DAS RECEITAS

—

Ter receitas prontas é muito bom quando estamos começando a produzir os nossos cosméticos, mas pode ser que nem todas as receitas apresentadas funcionem para você, por causa de uma alergia a algum componente ou da dificuldade de encontrá-lo onde você mora ou dependendo da época do ano. Então sugiro um caminho para alterar as suas receitas com segurança.

Comece com pequenas modificações, repetindo as receitas até ficar experiente. Observe como funcionam no corpo, tome nota e, aí sim, pense em novas alterações.

Antes de entrar nas dicas de personalização, quero dizer que você deve arriscar até mesmo nas receitas mais difíceis. A prática é o mais importante no aprendizado sobre cosméticos naturais, e o erro faz parte do processo. Pode ser que as primeiras tentativas resultem em separação de fases ou pH inadequado. Ou ainda, um óleo essencial que te encantou pela descrição pode te decepcionar pelo aroma, enquanto outro que você não dava a menor bola pode te surpreender positivamente.

Convide a sua intuição para contribuir. Ela também faz parte da aprendizagem de fazer cosméticos e, quanto mais você lê sobre o assunto, faz testes e observa, mais afiada ela fica. Digo por experiência própria: venho de uma área acadêmica que não valoriza a intuição. Além do mais, com todo o incentivo de comprar tudo pronto por parte da indústria de cosméticos tradicionais, até eu, que sou graduada em farmácia, achava que seria muito complicado preparar meu próprio sabonete ou hidratante. Depois de estudar, fazer testes e ver os resultados no corpo, passei a me sentir confiante não só para fazer meus produtos, mas também para passar o conhecimento adiante. Se a sua formação acadêmica for diferente da minha, você pode achar que essa prática não é para você, mas isso não é verdade. Produzir cosméticos é como cozinhar, construir móveis, produzir vinho ou outras práticas muito antigas. A técnica, a responsabilidade e a afinidade são importantes, porém não é necessário cursar uma faculdade específica para criar cosméticos em casa, a não ser que você deseje montar uma fábrica. A insegurança é natural no começo, mas ela vai diminuindo com o tempo. Muitas das suas possíveis dúvidas podem ser resolvidas pondo a mão na massa. Vamos às dicas:

- ❁ Óleos vegetais podem ser usados sem receio. Misture quantos quiser, selecionando em maior quantidade aquele cujo resultado você deseja potencializar;

- ❁ Você sempre pode substituir um óleo vegetal por outro, assim como pode substituir manteigas por outras. Mas não substitua óleos por manteigas ou vice-versa para não perder viscosidade, nem substitua os óleos da base dos sabonetes por outros. Vou explicar o porquê no próximo tópico;

- ❁ A base dos sabonetes envolve cálculos estequiométricos para que a quantidade de hidróxido de sódio utilizada seja precisa, e a fórmula, equilibrada. Por isso, as gorduras da base dos sabonetes não podem ser substituídas sem critério. Vou dar alguns exemplos de substituições possíveis: o óleo de palma pode ser substituído pela manteiga de cacau ou de bacuri; o óleo de coco pode ser substituído pelo óleo de palmiste ou de babaçu, e o azeite de oliva pode ser substituído pelo óleo de abacate ou de girassol extravirgem. Faça essas substituições com cautela. Não troque todos os óleos da base, escolha um por vez para não mexer no equilíbrio da receita;

- ❁ Os óleos ou manteigas da parte de aditivos dos sabonetes podem ser substituídos por outros de sua preferência, sempre mantendo as quantidades das receitas;

- ❁ Plantas em pó podem ser substituídas em todas as receitas;

- ❁ Você pode trocar um óleo vegetal por um oleato. Ensino a fazer oleatos na p. 142;

PERSONALIZAÇÃO DAS RECEITAS

- Os óleos essenciais são opcionais. Se for utilizar e deseja substituí-lo, vá em frente, mas conheça bem as propriedades do óleo substituto, assim a receita se torna mais adequada às suas necessidades;

- As receitas que demandam mais atenção às quantidades dos ingredientes são as dos sabonetes e todas as que levam conservantes. Nas demais, não há problema se as quantidades não forem tão precisas;

- Os modos de uso são sugestões. Você pode experimentar novas formas: os sabonetes feitos para banho podem ser experimentados como shampoo, por exemplo; o gel de babosa pode ser testado como condicionador; e os tônicos ou falsos hidrolatos podem ser usados no couro cabeludo;

- Todas as receitas que contêm chás ou macerados de ervas podem ser trocadas por outra de sua preferência;

- Na seção sobre sintéticos seguros na p. 67, temos sugestão de ingredientes para substituir emulsificantes, espessantes e tensoativos em cremes e shampoos;

- Todas as argilas podem ser substituídas. Em algumas receitas, opto por argila branca por ser indicada para todos os tipos de pele e ficar translúcida em casos como no desodorante, por exemplo, em que utilizar uma argila com cor pode manchar a roupa. Você pode mesclar argilas sem problemas;

- Comece o processo de customização das receitas devagar, sempre tomando nota e avaliando critérios como textura e desempenho. Tudo se torna mais fácil à medida que você avança.

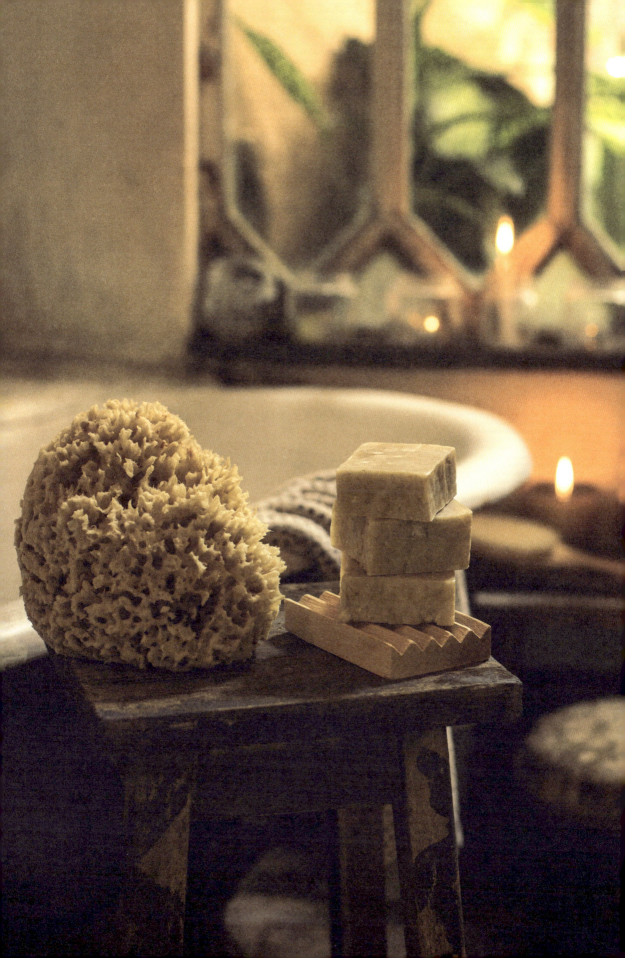

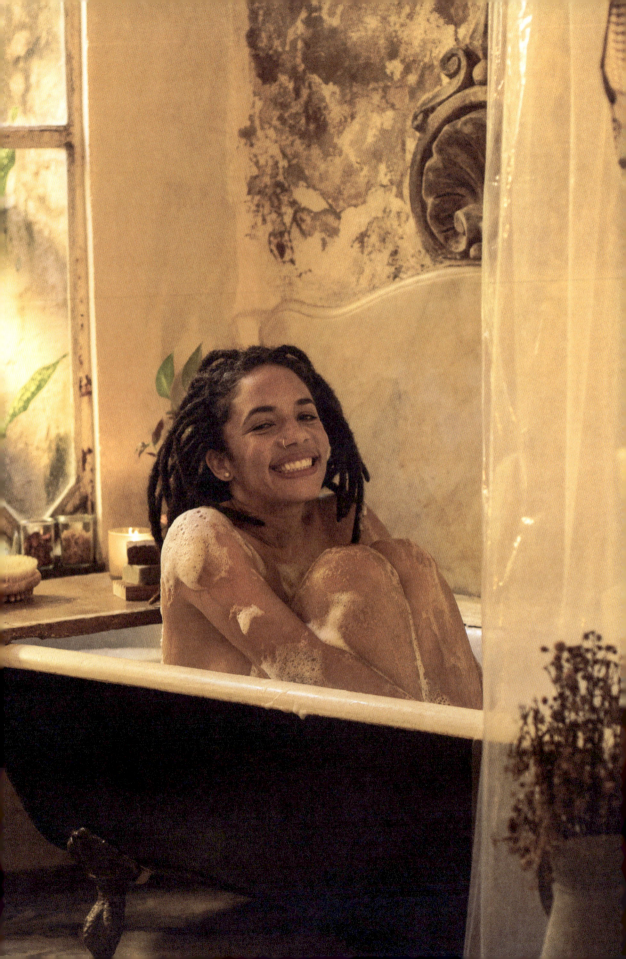

— PARTE IV —

BELEZA NATURAL ALÉM DOS COSMÉTICOS

Você já seguiu uma dica de beleza daquela amiga que tem o cabelo muito parecido com o seu e deu supererrado?

Esse exemplo simples demonstra que beleza não é só questão de seguir receitas prontas. Nessa caminhada, não existem fórmulas mágicas nem definitivas. A principal magia é a trajetória, as descobertas, as experiências e o olhar carinhoso desenvolvido sobre a própria aparência. A ideia é ver, no uso de cosméticos naturais, a extensão de um estilo de vida que equilibra aspectos como alimentação, contato com a natureza e gentileza consigo mesmo ou com o próximo.

A auto-observação ajuda a identificar os ingredientes de que o corpo mais gosta, promovendo a personalização dos cosméticos. O contato com plantas, por outro lado, pode ampliar sua visão sobre beleza.

Quando comecei a fazer os meus cosméticos, não pensava em autocuidado como hoje. Repetia o padrão de uso dos cosméticos convencionais e via os produtos como se eles existissem apenas para limpar o meu corpo, amaciar a minha pele e secar as espinhas do rosto. Aos poucos, fui sentindo um chamado não só para preparar as receitas com mais calma e conexão com os ingredientes, mas também para usá-los com presença e consciência.

Desse modo, passei a me priorizar mais, a dizer não quando sentia meu espaço ser invadido e a criar tempo para meditar. Tudo isso impactou muito mais meu amor-próprio do que o uso mecânico dos cosméticos. Comer bem, se exercitar e investir em autoconhecimento são cuidados complementares ao preparo e ao uso das receitas.

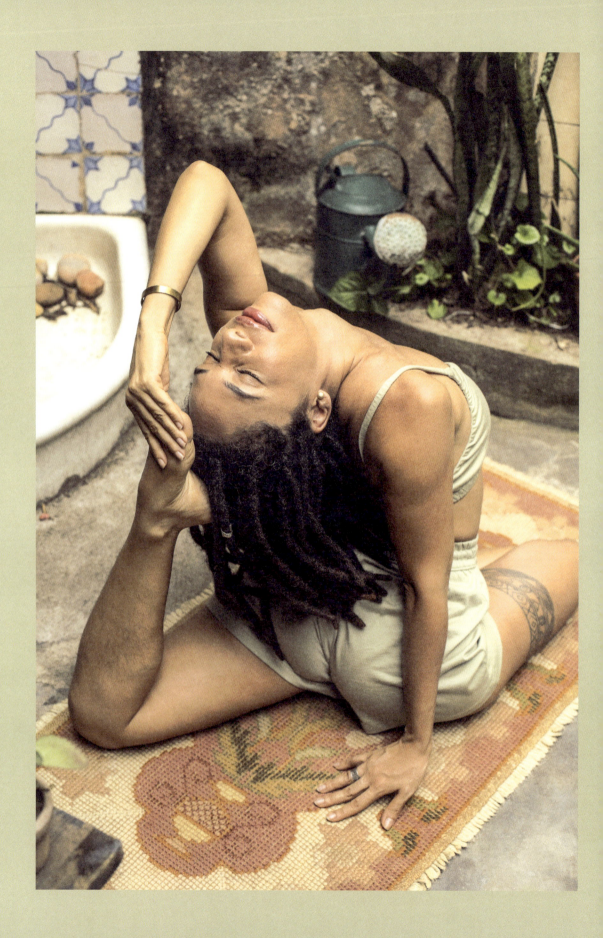

1
ATIVIDADE FÍSICA E ALIMENTAÇÃO

—

Algo incrível acontece quando encontramos uma atividade física que amamos. Passei anos nessa busca e, um pouco antes de fazer quarenta anos, encontrei o *pole dance*. Não desista de procurar a sua paixão. A prática regular e bem direcionada de atividade física ativa a circulação, a oxigenação e a eliminação de toxinas, ajuda a ter noites de sono reparadoras, reduz o estresse, melhora o bem-estar e traz equilíbrio físico e mental.

Todos esses benefícios são potencializados quando realizamos uma atividade que nos dá prazer e não resulta apenas em ganhos estéticos. É natural querermos melhorar a aparência por meio dos exercícios, mas isso nem sempre é suficiente para a nossa permanência na prática. Por isso sugiro fazer uma lista de objetivos para além de padrões de beleza que você gostaria de alcançar, por exemplo, desenvolver uma boa postura, respirar melhor, aumentar a mobilidade das articulações, fazer algo em grupo, melhorar o funcionamento intestinal, ser desafiado, ter mais energia etc. Pode anotar tudo no seu Caderno da Beleza. Experimente atividades até encontrar as que mais combinam com você.

Além disso, é importante ter uma boa alimentação. Não vou entrar em tipos de alimentação específicas. Ela pode ser simples, mas deve ser variada e rica em antioxidantes. O consumo de frutas, folhas verde-escuras e oleaginosas (coco, abacate e castanhas) garante boa parte dos antioxidantes. Evite produtos refinados e prefira grãos, farinhas integrais, sal marinho e óleos vegetais prensados a frio.

Se você tem dúvidas sobre como obter as quantidades ideais de nutrientes, consulte um nutricionista. No que se refere à compra de alimentos, vale o mesmo em relação aos ingredientes cosméticos: valorize o comércio local, as feiras orgânicas e os alimentos de cada estação.

 Particularmente, parece muito frio pensar na alimentação somente pelo viés nutricional. Uma boa nutrição depende do sabor. Comer deve envolver prazer, calma e presença. Busque aliar alimentos nutritivos ao prazer de desfrutar uma comida gostosa.

 Para cuidar da beleza de dentro para fora, também podemos contar com suplementos. Não vou dar indicações nesse quesito porque a suplementação deve ser feita de forma personalizada por um profissional de saúde. Tomar suplementos de maneira aleatória surte pouco efeito e não é seguro. Procure orientação com dermatologista, nutricionista ou outro profissional habilitado de confiança.

2
COMO AS NOSSAS EMOÇÕES AFETAM A BELEZA

—

A vida corrida afeta nossa beleza de muitas formas. Primeiramente, porque a pressa excessiva nos leva a comer mal, não só em relação à qualidade dos alimentos, mas também à tranquilidade durante a refeição. Dormimos mal, deixamos a atividade física em segundo plano e não cumprimos adequadamente os nossos rituais cosméticos.

Em segundo lugar, porque ser afetado por emoções negativas, sejam vindas de um estilo de vida apressado ou pela falta de atenção às nossas emoções, traumas e estresse, aumenta a produção de radicais livres, adrenalina e cortisol, o que pode acelerar o nosso envelhecimento global. Portanto é importante cuidar do equilíbrio emocional, pois ele reflete diretamente na beleza.

Contudo, buscar o tempo inteiro por emoções positivas e negar as emoções negativas pode ser muito prejudicial. A melhor forma de aprender a lidar com o emocional é através do autoconhecimento. Existem muitas ferramentas que nos ajudam com isso, como a meditação, a psicoterapia, a aromaterapia e os registros em um diário.

Nem sempre temos tempo ou dinheiro para investir em recursos de autoconhecimento. No entanto, há muita informação acerca de como meditar, e a prática em si é de graça. Procure saber sobre projetos que ofertem psicoterapia gratuita através do sistema público de saúde. Também sugiro o estudo da aromaterapia, muito aderida por pessoas interessadas pela produção de cosméticos naturais. Assim que fiz um curso de saboaria, quis estudar sobre óleos essenciais, e faço uso deles tanto para cuidados com a beleza como para equilíbrio das emoções. No seu Caderno da Beleza, mais do que informações sobre receitas e ingredientes, anote sobre sentimentos ou sonhos impactantes.

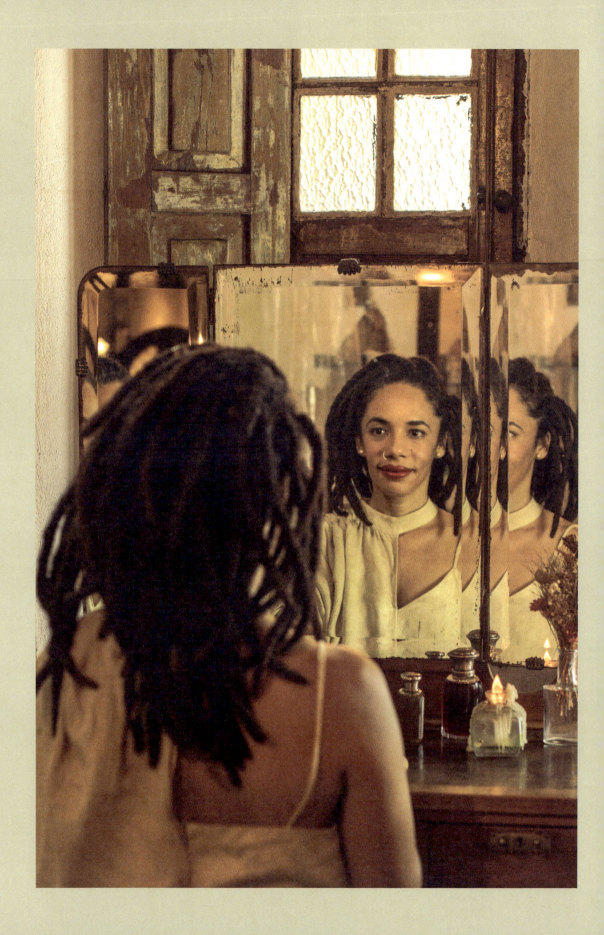

Autoconhecimento a favor do autocuidado

Outro aspecto da vida moderna que tem grande impacto sobre nossas emoções é a internet. Se você usa redes sociais, é provável que se depare com mensagens tóxicas sobre a aparência alheia todos os dias. É natural nos sentirmos inadequados vendo corpos esculpidos por intervenções cirúrgicas, procedimentos estéticos e programas de edição de imagem. Em prol da saúde mental, ignorar essas mensagens é fundamental para se sentir confortável na própria pele.

O autoconhecimento nos ajuda a tomar decisões mais conscientes em relação à beleza e a evitar tomar decisões por impulso que podem inclusive prejudicar a saúde, como comprar produtos ou fazer procedimentos estéticos apenas em função da moda ou da indicação daquela influencer famosa.

Eu poderia dizer simplesmente para você se aceitar e ser feliz com a própria aparência, mas sei que não é uma tarefa simples. O autoconhecimento, a terapia e a meditação contribuem muito com o processo. Esse foi o meu caminho. Estaria mentindo se falasse que amo o meu corpo 100% do jeito que ele é, mas me conhecer diminuiu a vontade de me submeter a procedimentos e usar cosméticos duvidosos. A intervenção estética pode até promover uma certa melhora na autoestima, porém o amor-próprio é mais profundo, duradouro e poderoso que isso, uma vez que ele não depende da validação externa.

Faça o que estiver ao seu alcance para melhorar o amor-próprio. Se decidir realizar uma cirurgia, por exemplo, procure o máximo de informações sobre possíveis consequências. Quanto mais conscientes forem as suas escolhas sobre o que pôr no seu corpo, melhores serão os resultados a longo prazo.

Vale dizer que o amor-próprio não é um ato de egoísmo, pelo contrário. Ao exercitá-lo, você estimula outras pessoas a se amarem mais também. Refletir sobre os cosméticos já é um gesto de amor consigo mesma e significa que você está se priorizando. Ainda que não ame completamente a sua forma física, o acolhimento ao passar hidratante calmamente no corpo pode fazer muito por você no futuro. Embora autocuidado não se resuma a cuidar da pele, quando fazemos isso com consciência e carinho, podemos melhorar a relação com nós mesmos.

    Além do uso de produtos naturais, sugiro uma aproximação com a natureza. Se você mora em um centro urbano, vá para locais de natureza abundante de vez em quando. Observe como tudo é exuberante, diverso e belo. Tome banho de rio, de cachoeira, de mar e de sol. Traga a beleza do mundo para a vida. Conecte-se à sua própria natureza, e o uso dos cosméticos naturais vai fazer muito mais sentido. A beleza não precisa se restringir à aparência, podendo estar presente quando desfrutamos momentos bons e nos energizamos. Quanto às redes sociais, acompanhe perfis que façam você se sentir melhor, e não o contrário.

3
BELEZA E ANCESTRALIDADE

—

Pensar na relação entre beleza e ancestralidade é, antes de tudo, conhecer a nossa história. Na infância, eu amava olhar fotos antigas de parentes na casa de vovó Vavá e sempre fui interessada pelas histórias do passado familiar. Quando viajava para o sertão de mainha ou para o recôncavo de painho, entrava em contato com tios e primos de segundo e terceiro graus, mas para mim todo mundo sempre foi "da família".

Ainda não refletia sobre beleza nessa época, mas pensando com a cabeça de hoje, consigo me enxergar nessas pessoas. Esse exercício me ajudou inclusive a aceitar traços físicos que herdei e a gostar mais de mim. Recentemente fiz um exame de DNA que mapeou de onde vieram meus ancestrais. Fotos antigas, exame de DNA e conversas com familiares mais velhos são algumas das ferramentas para se conectar melhor com a ancestralidade.

Falar da beleza natural é falar de práticas de autocuidado repetidas há muito tempo. E, desde o começo da minha jornada de resgate, quis incluir ingredientes muito usados pelas minhas antepassadas: abacate, mel, licuri, dendê, babosa etc. Na infância, passei muitas férias em um sítio com primas, primos e vovó Mundinha. Ela gostava de passar óleos nas minhas madeixas e fazer tranças grossas. No dia seguinte, desfazia o penteado e lavava meu cabelo. Ele ficava macio, brilhante e mais fácil de pentear. Quando fiz a transição capilar para assumir o crespo já adulta, ouvi falar sobre umectação, que nada mais era do que o que minha avó já fazia comigo.

Eu tive a sorte de conhecer quatro dos meus oito bisavós e de visitar a casa deles, mas sei que nem todo mundo tem o mesmo privilégio.

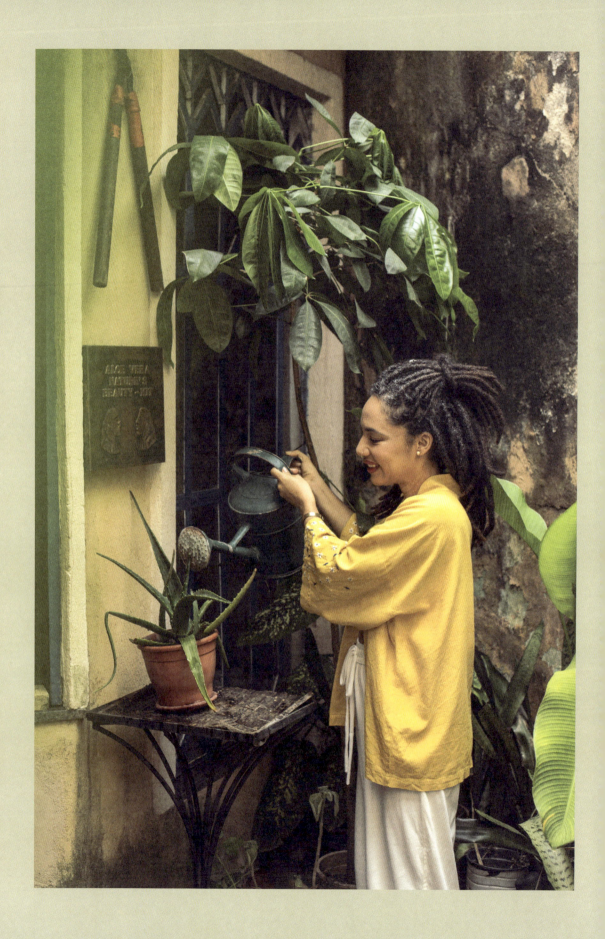

Alternativamente, você pode acessar esses saberes conversando com pessoas mais velhas da sua família, em especial as mulheres. Pergunte o que elas usavam antigamente para se embelezar, para cuidar da pele e do cabelo. Se não for possível, procure alguém mais velho sem laços sanguíneos que você admira e valorize tudo o que for dito.

Ainda que o resgate de receitas com ingredientes de ancestrais dê um sentido muito profundo à prática da beleza natural, é claro que você não precisa se limitar a ingredientes relacionados à sua árvore genealógica. Há quase uma década, eu caí de amores por óleos e manteigas bastante conhecidos e utilizados pelos povos indígenas da floresta Amazônica e os incluí nos meus cosméticos. Porém, é preciso ter muito respeito pelos povos da floresta, assim como tenho pelas comunidades quilombolas que produzem o meu dendê. Além de ativos, esses ingredientes trazem muita cultura, luta e resistência. Povos indígenas possuem tecnologias de coleta e extração da matéria-prima, conhecimento sobre suas aplicações medicinais e cosméticas e muito cuidado com a preservação da natureza.

Há algumas décadas ocorre um processo de esvaziamento dos saberes tradicionais da cosmética por parte dos meios de comunicação. Isso foi feito com o objetivo de impulsionar a compra de produtos prontos. Desse modo, as receitas naturais foram sendo cada vez mais associadas à pobreza e falta de conhecimento. Hoje vivemos uma retomada da cosmética feita em casa, simples e natural, mas para muitas pessoas ainda reverbera a ideia de que ela não está à altura da convencional. Só existe uma forma de desmistificar essa premissa: experimentando. Hoje sei que as nossas queridas "receitas da vovó" podem ser tão boas ou até melhores do que os cosméticos muito elaborados.

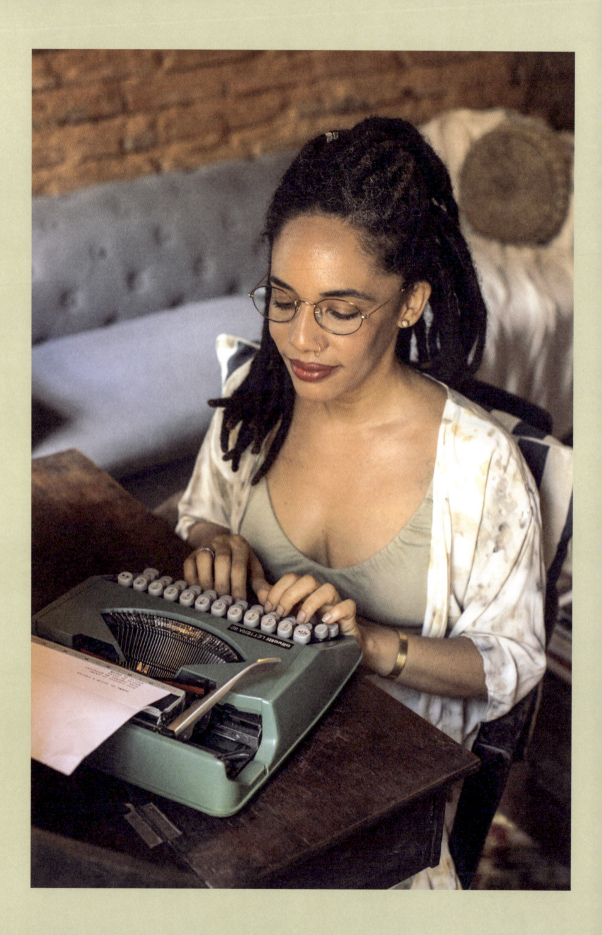

EPÍLOGO

Escrever este *Guia* foi uma forma que encontrei de levar mais autonomia às escolhas de beleza. Muito além de comprar ou produzir produtos, a beleza natural é conexão, é olhar com respeito para a sua própria natureza e para a natureza à sua volta, incluindo outras pessoas. Se você já esteve em uma floresta, é provável que tenha observado a diversidade de plantas e animais, cada qual com suas particularidades e belezas. É assim que gostaria que você se olhasse, com admiração pelas suas características. Existe uma pressão muito grande para sermos cada vez mais parecidos por meio de procedimentos estéticos e tratamentos que padronizam os corpos.

Desejo que o mergulho por um caminho de beleza mais natural contribua para você romper com a necessidade de ser igual a todo mundo. Já imaginou uma floresta com apenas um tipo de árvore e um canto de pássaro? Rios de uma cor só, mares com apenas uma temperatura ou montanhas de um único formato? A Terra seria muito sem graça. Um planeta sem toda a diversidade nem sequer teria os ingredientes que apresentei aqui.

Você é uma pessoa tão especial a ponto de existir uma combinação única de plantas e minerais para te embelezar. Escolha os seus e celebre a sua singularidade.

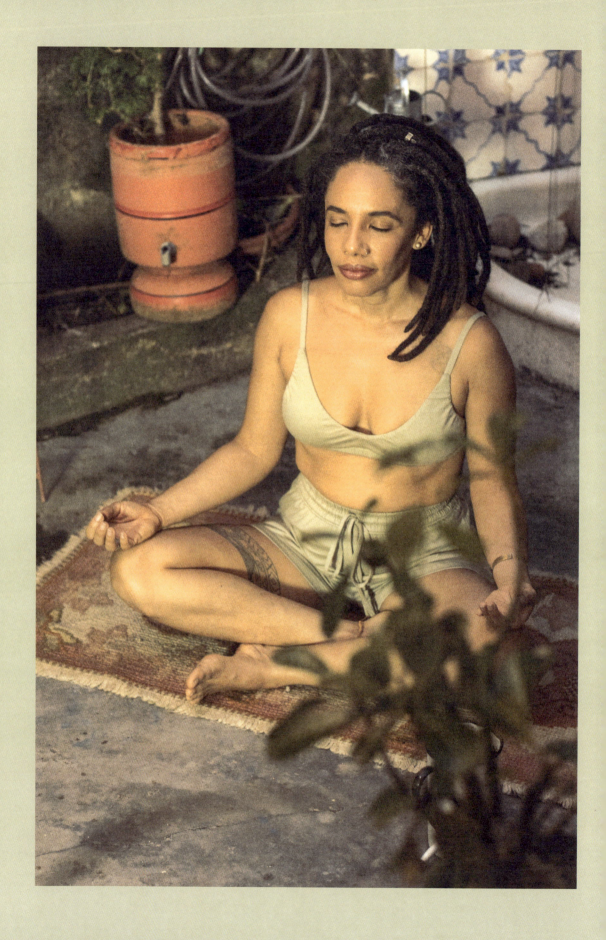

AGRADECIMENTOS

Considero esta a parte mais difícil de todo o livro. Tanta gente faz parte da realização desse sonho que temo ser traída pela memória e esquecer alguém muito importante. Mas escrever é arriscado, e eu preciso correr o risco. Agradeço a meus ancestrais maternos e paternos, que me permitiram estar aqui e ser diferente de todo e qualquer ser humano. Ao convite da Editora Paralela, pela confiança, e um agradecimento especial à Marina Castro, minha editora, que esteve colada comigo em cada passo, sempre muito gentil e cuidadosa.

Como escolhi escrever parte do livro na Chapada Diamantina, agradeço aos espaços e às pessoas que me acolheram, especialmente os amigos: Neidinha da Cheiro de Mato, Josane Silva, Jaiana, Tati da loja Caeté, Tati da pousada Aconchego, Carine do Pico do Açaí, Marcos Grito da Cervejaria Preciosa, Lua do Quintal da Lua e Rafa da hamburgueria vegana Green do Vale.

A todas as minhas ex-alunas, com quem aprendi tanto e que me ajudaram a moldar minha forma de ensinar. Ver tantas iniciativas lindas que nasceram depois dos meus cursos de cosmetologia e saboaria me faz sentir que estou cumprindo a minha missão. Agradeço igualmente a todas as leitoras dos primeiros livros artesanais e dos e-books. Foram tantas mensagens lindas que recebi de vocês e, sem elas, eu jamais acreditaria ser uma escritora e provavelmente não estaria aqui fazendo esse agradecimento. Minhas leitoras do blog e das redes sociais, vocês também fazem parte disso.

A minha pequena equipe dos ensaios fotográficos: Mila, Gab e André por não soltarem a minha mão. A Aninha por ter feito meu cabelo antes dos ensaios. A Raiza por ter me ajudado a conseguir uma muda de babosa com sua avó Norma de última hora para as fotos. A Cintia da marca Gioconda Collective por ter topado enviar roupas lindas para compor o figurino.

A minhas primas Carol e Aline, por terem tirado minhas dúvidas sobre seus respectivos conhecimentos em direito e administração.

Escrever é bastante solitário. Escrever um livro em uma pandemia, mais ainda. Mas eu não gosto de solidão e fiz questão de solicitar ajuda durante o processo da escrita. Agradeço aos pitacos generosos da Lorena Ifé e da Karina Martins.

A todos os entusiastas da beleza natural: Nyle Ferrari, Nanda Cury, Fê Canna, Karin Rodrigues, Alline Cipriano, Carol Cronemberger, Marcela Rodrigues, Hugo Chad, Sachi, Michelle C., Yumi Hira, Cristal Muniz, Nátaly Neri, Ayna Oluremi, Candace Makini, Kamini, Sueli Conceição e Karina Viega são os que vieram à mente agora. Sei que essa lista tem muito mais gente. Agradeço especialmente àquelas que construíram o mundo da beleza natural quando tudo isso aqui ainda não era mato.

A equipe de fotografia:
Fotografia: Gab Brito
Direção de arte: Camila Soares
Produção: André Machado

E, por fim, às forças invisíveis que me amparam, sustentam e direcionam o caminho.

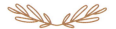

SUGESTÕES DE LOCAIS PARA COMPRA DE INSUMOS E COSMÉTICOS

Ingredientes para o preparo de cosméticos

AKÃ
www.akaoleosessenciais.com.br

COSMÉTICO LIVRE
www.cosmeticolivre.com.br

DESTILARIA BAURU
www.destilariabauru.com.br

ENGENHARIA DAS ESSÊNCIAS
www.engenhariadasessencias.com.br

ESSÊNCIAS DA CHAPADA
essenciasdachapada.com.br

FERQUIMA
www.ferquima.com.br

LASZLO
www.laszlo.com.br

LEGEÉ
www.legeearomas.com.br

MEU CABELO NATURAL
www.meucabelonatural.com.br

MILAGROS (APENAS AS RESINAS PURAS E NATURAIS)
www.milagros.com.br

SABÃO E GLICERINA
www.sabaoeglicerina.com.br

TAO NATURAL
www.vivataonatural.com.br

TERRA FLOR
www.terra-flor.com

TERRAMATER
www.terramater.ind.br

VIDA BOTHANICA
www.vidabothanica.com.br

Cosméticos prontos

ABEBÉ
www.abebecosmeticos.com

ARES DE MATO
www.aresdemato.com.br

CHEIRO DE MATO
www.cheirodemato.eco.br

DA HORTA
www.usedahorta.com.br

FLÔ BIOCOSMÉTICOS
www.flobiocosmeticos.com.br

IYA OMI
www.iyaomicosmeticanatural.com

JACI NATURAL
www.jacinatural.com.br

NATIVA ECOCOSMÉTICOS
www.nativaecocosmeticos.com.br

O ALQUIMISTA DE CHAD
www.oalquimistadechad.net

ÓLEOS DA MI
www.oleosdami.com.br

PLANTY BEAUTY
www.plantybeauty.com.br

Utensílios, embalagens e outros

AMAZON
www.amazon.com

ELYPLAST
www.elyplast.com.br

MERCADO LIVRE
www.mercadolivre.com.br

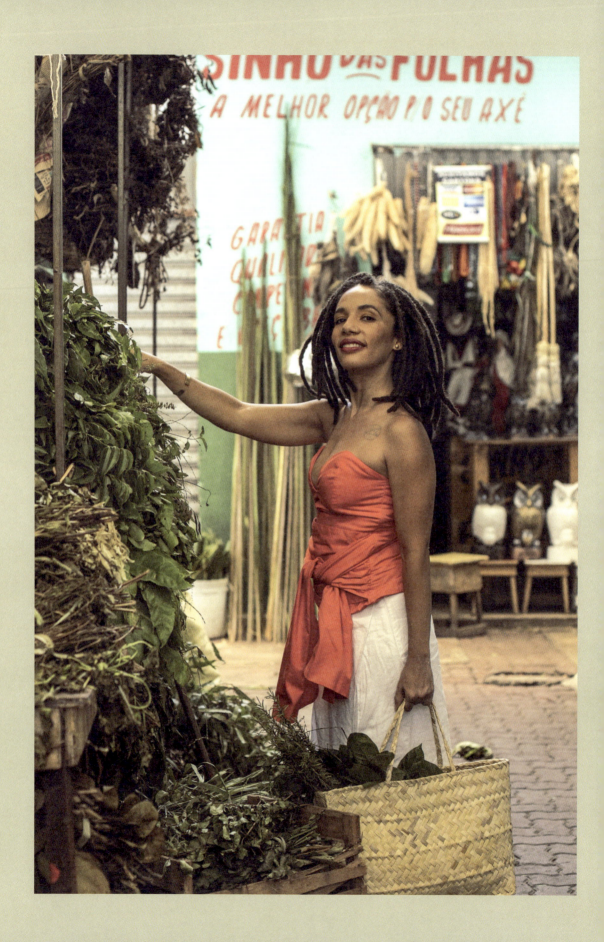

REFERÊNCIAS

ANTONIO PROENÇA DA CUNHA ET AL. *Plantas e produtos vegetais em cosmética e dermatologia*. 4. ed. Lisboa: Fundação Calouste Gulbenkian, 2015.

CLÁUDIA MARIA OLIVEIRA SIMÕES ET AL. *Farmacognosia: Da planta ao medicamento*. 2. ed. Florianópolis: editora da UFSC, 1999.

GRACIELA MEDEIROS. *O poder da argila medicinal: Princípios teóricos, procedimentos terapêuticos e relatos de experiências clínicas*. Blumenau: Nova Letra, 2013.

JENNIFER PEACE. *Sinergias aromáticas: Aprendendo a combinar corretamente os óleos essenciais*. Belo Horizonte: Laszlo, 2019.

JOANNA HOARE. *Guia completo de aromaterapia: Um curso estruturado para alcançar a excelência profissional*. São Paulo: Pensamento, 2010.

LISE MANNICHE. *Sacred Luxuries: Fragrance, Aromatherapy & Cosmetics in Ancient Egypt*. Nova York: Cornell University Press, 1999.

MARA ZÉLIA DE ALMEIDA. *Plantas medicinais*. 3. ed. Salvador: EDUFBA, 2011.

MARCOS ANTONIO CORREA. *Cosmetologia ciência e técnica*. 1. ed. São Paulo: Medfarma, 2012.

ROBERTO AKIRA. Sabão de óleo usado — carbonato de cálcio. Japudo. São Paulo, 2014. Disponível em: <http://www.japudo.com.br/?s=dolomita&submit=Pesquisa>. Acesso em: 7 jul. 2021.

SHIRLEY PRICE. *Aromaterapia e as emoções: Como usar óleos essenciais para equilibrar o corpo e a mente*. 2. ed. Rio de Janeiro: Bertrand Brasil, 2006.

SÔNIA MARIA ROLIM ROSA LIMA (ORG.) *Fitomedicamentos na prática ginecológica e obstétrica*. São Paulo: Atheneu, 2006.

SUSAN MILLER CAVITCH. *The Natural Soap Book: Making Herbal and Vegetable-Based Soaps*. Massachusetts: Storey ed., 1995.

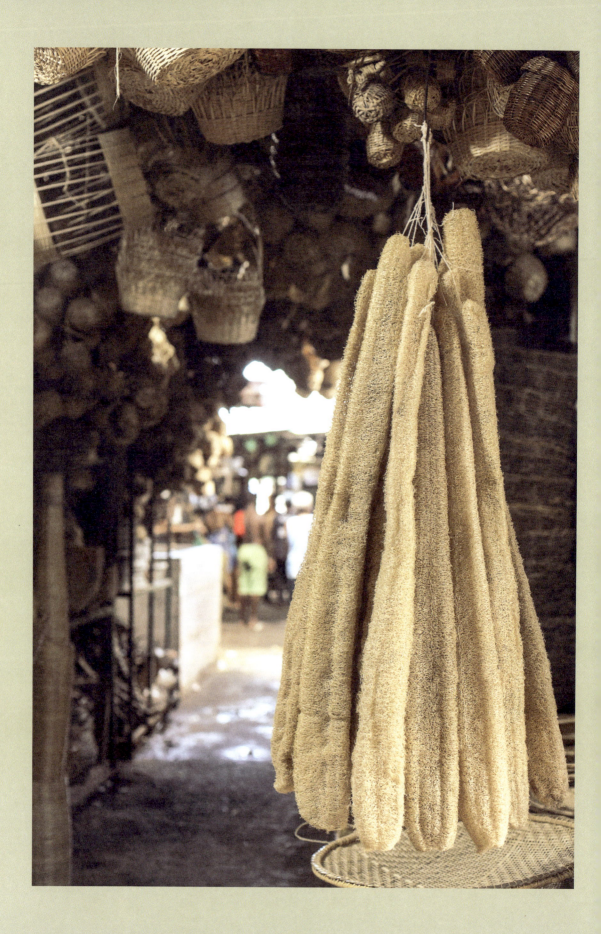

ÍNDICE DE INGREDIENTES E RECEITAS

Ervas e botânicos

ABACATE (POLPA)
- Máscara de abacate e abacaxi, 111

ABACAXI
- Máscara de abacate e abacaxi, 111

ALECRIM (PLANTA)
- Shampoo em barra de argila verde e alecrim, 130

AVEIA
- Máscara de mamão e aveia, 112
- Sabonete de abacate e aveia, 118
- Shampoo de camomila e pracaxi em barra, 128
- Shampoo em barra de argila verde e alecrim, 130

BABOSA
- Gel de babosa, 144

CALÊNDULA
- Condicionador de ervas, 134
- Gel de linhaça, 148
- Oleato, 142

CAMOMILA
- Tônico de camomila e vinagre de maçã, 96
- Tônico falso hidrolato, 98
- Shampoo de camomila e pracaxi em barra, 128
- Condicionador de ervas, 134
- Oleato, 172

HAMAMÉLIS
- Condicionador de ervas, 134
- Desodorante líquido, 124

HIBISCO
- Condicionador de ervas, 134

LINHAÇA
- Gel de linhaça, 148

MAMÃO
- Máscara de mamão e aveia, 112

ROSA
- Oleato, 142

TOMILHO
- Sérum aquoso antiacne, 108
- Desodorante líquido, 124

Óleos vegetais

ABACATE (ÓLEO)

- Sabonete de abacate e aveia, 118

ANDIROBA

- Sabonete de argila verde, andiroba e copaíba, 93
- Shampoo em barra de argila verde e alecrim, 130

CACAU

- Sabonete de argila roxa e manteiga de cacau, 95
- Hidratante de cacau e castanha, 121
- Desodorante cremoso, 122
- Shampoo de camomila e pracaxi em barra, 128
- Condicionador sólido mix de manteigas, 136

CASTANHA-DO-PARÁ

- Hidratante de cacau e castanha, 121

COCO

- Sabonete de argila verde, andiroba e copaíba, 93
- Sabonete de argila roxa e manteiga de cacau, 95
- Sabonete de abacate e aveia, 118
- Desodorante cremoso, 122
- Condicionador sólido mix de manteigas, 136
- Sérum corporal, 140

CUPUAÇU

- Manteiga facial, 105
- Creme multifuncional de dendê e karité, 132
- Condicionador sólido mix de manteigas, 136

DENDÊ

- Creme multifuncional de dendê e karité, 132

JOJOBA

- Loção facial leve, 102
- Shampoo em barra de argila verde e alecrim, 130
- Sérum facial, 104

KARITÉ

- Creme multifuncional de dendê e karité, 132

OLIVA

- Óleo de limpeza da pele, 88
- Sabonete de argila verde, andiroba e copaíba, 93
- Sérum corporal, 140
- Sabonete de argila roxa e manteiga de cacau, 95
- Sabonete de abacate e aveia, 118

PRACAXI

- Shampoo de camomila e pracaxi em barra, 128

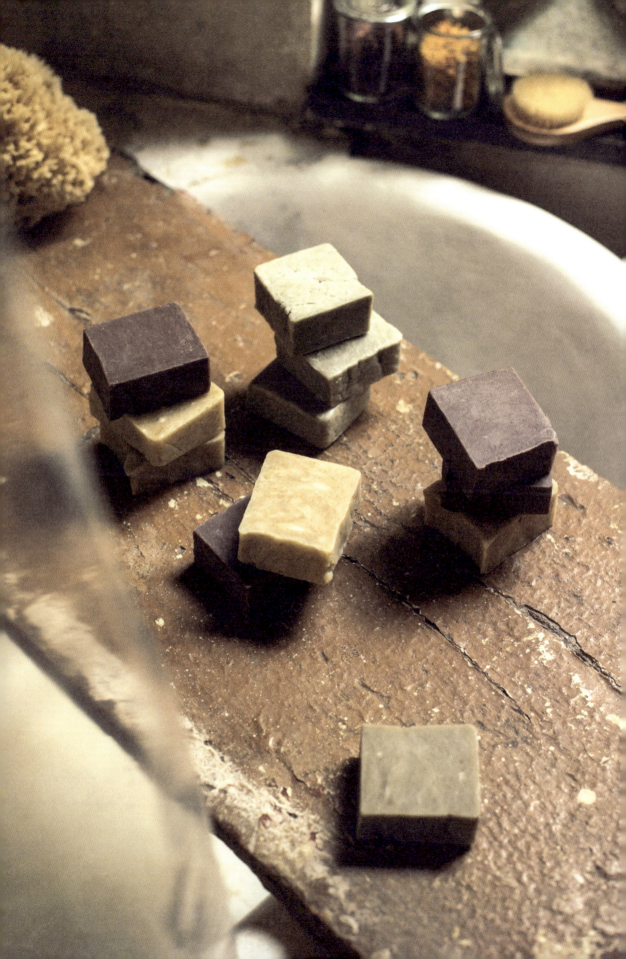

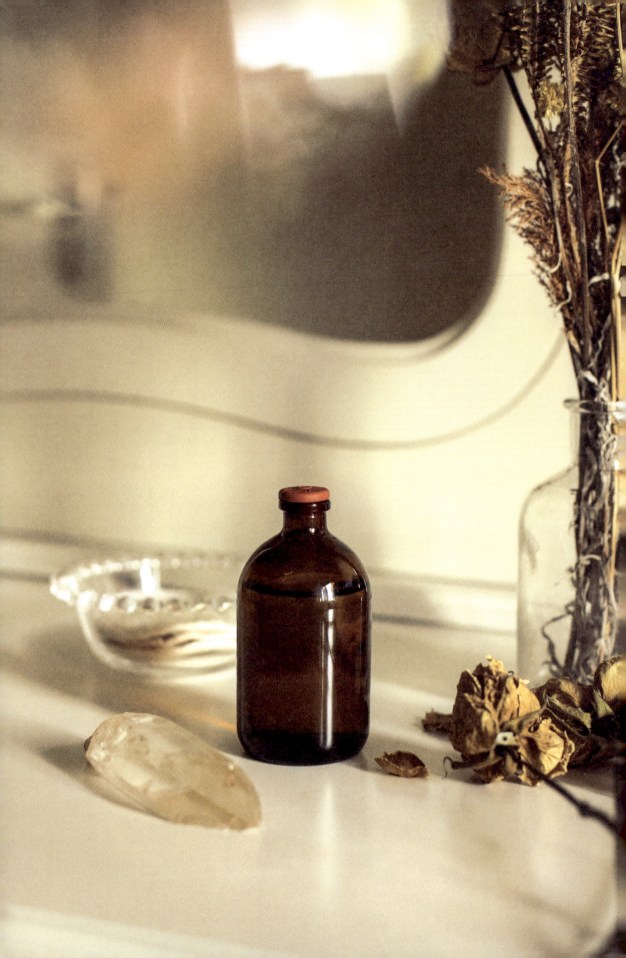

Óleos essenciais

ALECRIM (ÓLEO ESSENCIAL)

- Desodorante cremoso, 122
- Shampoo em barra de argila verde e alecrim, 130

CAPIM-LIMÃO

- Sabonete de argila verde, andiroba e copaíba, 93
- Tônico falso hidrolato, 98
- Desodorante cremoso, 122
- Condicionador sólido mix de manteigas, 136

CIPRESTE

- Sabonete de argila verde, andiroba e copaíba, 93
- Tônico falso hidrolato, 98
- Loção facial leve, 102
- Desodorante cremoso, 122
- Desodorante líquido, 124

GERÂNIO

- Sabonete de argila roxa e manteiga de cacau, 95
- Tônico falso hidrolato, 98
- Manteiga facial, 105
- Shampoo de camomila e pracaxi em barra, 128

HORTELÃ-PIMENTA

- Tônico falso hidrolato, 98

JUREMA-BRANCA

- Tônico falso hidrolato, 98

LARANJA-DOCE

- Sabonete de abacate e aveia, 118
- Creme multifuncional de dendê e karité, 132

LAVANDA

- Desodorante cremoso, 122

MELALEUCA

- Óleo de limpeza da pele, 88
- Tônico falso hidrolato, 98
- Sérum aquoso antiacne, 108
- Desodorante cremoso, 122

PATCHULI

- Shampoo em barra de argila verde e alecrim, 130
- Creme multifuncional de dendê e karité, 132

PIMENTA-ROSA

- Tônico falso hidrolato, 98
- Loção facial leve, 102

VETIVER

- Manteiga facial, 105

YLANG YLANG

- Hidratante de cacau e castanha, 121

Resinas e seivas

COPAÍBA

- Sabonete de argila verde, andiroba e copaíba, 93
- Desodorante cremoso, 122

MIRRA

- Oleato, 142

OLEORRESINA DE ALECRIM

- Sabonete de argila verde, andiroba e copaíba, 93
- Sabonete de argila roxa e manteiga de cacau, 95
- Loção facial leve, 102
- Manteiga facial, 105
- Sabonete de abacate e aveia, 118
- Hidratante de cacau e castanha, 121
- Shampoo de camomila e pracaxi em barra, 128
- Shampoo em barra de argila verde e alecrim, 130
- Creme multifuncional de dendê e karité, 132
- Condicionador sólido mix de manteiga, 136
- Sérum oleoso, 140
- Sérum facial, 140
- Oleato, 142

Argilas

ARGILA BRANCA

- Esfoliante de arroz e argila branca, 115
- Desodorante cremoso, 122
- Esfoliante de cristais, 153
- Shampoo de camomila e pracaxi em barra, 128

ARGILA ROXA

- Sabonete de argila roxa e manteiga de cacau, 95
- Máscara de argila, 150

ARGILA VERDE

- Sabonete de argila verde, andiroba e copaíba, 93
- Shampoo em barra de argila verde e alecrim, 130
- Máscara de argila, 150

ARGILA VERMELHA

- Máscara de argila, 150

CRISTAL DE QUARTZO

- Esfoliante de cristais, 153

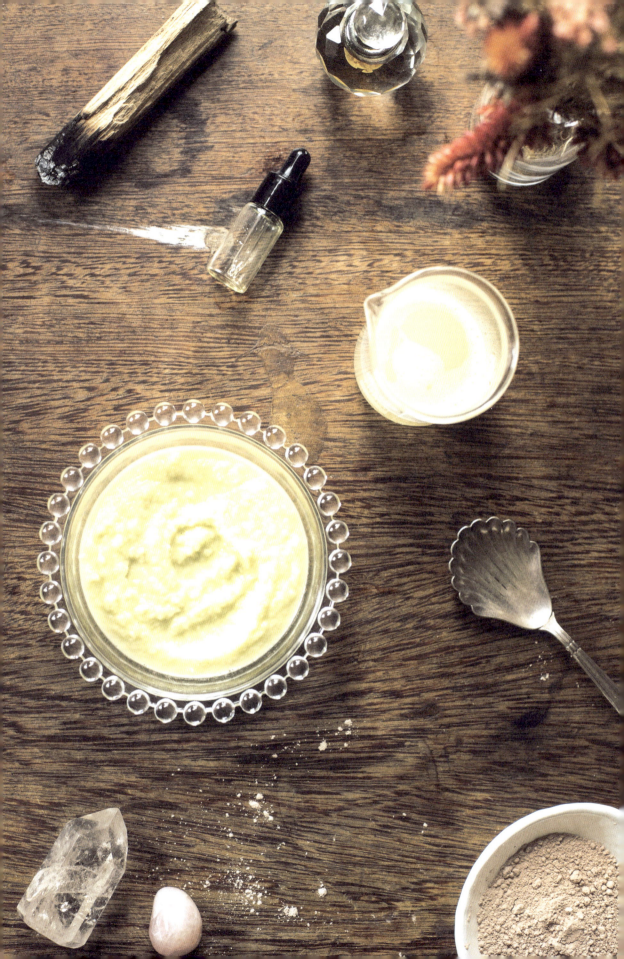

Outros ingredientes

ÁCIDO CÍTRICO

- Tônico falso hidrolato, 98
- Loção facial leve, 102
- Manteiga facial, 105
- Sérum aquoso antiacne, 108
- Hidratante de cacau e castanha, 121
- Creme multifuncional de dendê e karité, 132
- Gel de babosa, 144
- Gel de linhaça, 148

ÁGUA

- Sabonete de argila verde, andiroba e copaíba, 93
- Sabonete de argila roxa e manteiga de cacau, 95
- Tônico de camomila e vinagre de maçã, 96
- Tônico falso hidrolato, 98
- Loção facial leve, 102
- Manteiga facial, 105
- Sérum aquoso antiacne, 108
- Máscara de mamão e aveia, 112
- Sabonete de abacate e aveia, 118
- Hidratante de cacau e castanha, 121
- Desodorante líquido, 124

- Creme multifuncional de dendê e karité, 132
- Condicionador de ervas, 134
- Gel de babosa, 144
- Gel de linhaça, 148
- Máscara de argila, 150

ÁLCOOL CETÍLICO

- Loção facial leve, 102
- Manteiga facial, 105
- Hidratante de cacau e castanha, 121
- Creme multifuncional de dendê e karité, 132
- Condicionador sólido mix de manteigas, 136

ÁLCOOL DE CEREAIS

- Tintura de resinas, 53

AMIDO DE TAPIOCA

- Desodorante cremoso, 122

ANFÓTERO BETAÍNICO

- Shampoo de camomila e pracaxi em barra, 128
- Shampoo em barra de argila verde e alecrim, 130

BENZOATO DE SÓDIO

- Tônico falso hidrolato, 98
- Loção facial leve, 102
- Manteiga facial, 105
- Sérum aquoso antiacne, 108

- Hidratante de cacau e castanha, 121
- Creme multifuncional de dendê e karité, 132
- Gel de babosa, 144
- Gel de linhaça, 148

BICARBONATO DE SÓDIO

- Desodorante cremoso, 122

BTMS

- Creme multifuncional de dendê e karité, 132
- Condicionador sólido mix de manteigas, 136

BUCHA VEGETAL

- Esfoliante de bucha vegetal, 119

DECIL POLIGLUCOSÍDEO

- Shampoo de camomila e pracaxi em barra, 128
- Shampoo em barra de argila verde e alecrim, 130

DOLOMITA

- Sabonete de argila verde, andiroba e copaíba, 93
- Sabonete de argila roxa e manteiga de cacau, 95
- Sabonete de abacate e aveia, 118

FARINHA DE ARROZ

- Esfoliante de arroz e argila branca, 115

GLICERINA VEGETAL

- Loção facial leve, 102
- Manteiga facial, 105
- Sérum aquoso antiacne, 108
- Hidratante de cacau e castanha, 121
- Desodorante líquido, 124
- Creme multifuncional de dendê e karité, 132
- Condicionador sólido mix de manteigas, 136
- Gel de babosa, 144

GOMA XANTANA

- Sérum aquoso antiacne, 108

HIDRÓXIDO DE SÓDIO

- Sabonete de argila verde, andiroba e copaíba, 93
- Sabonete de argila roxa e manteiga de cacau, 95
- Sabonete de abacate e aveia, 118

OLIVEM® 1000

- Loção facial leve, 102
- Manteiga facial, 105
- Hidratante de cacau e castanha, 121
- Creme multifuncional de dendê e karité, 132
- Condicionador sólido mix de manteigas, 136

PEDRA HUME

- Desodorante líquido, 124

SCI

- Shampoo de camomila e pracaxi em barra, 128
- Shampoo em barra de argila verde e alecrim, 130

SLSA

- Shampoo de camomila e pracaxi em barra, 128
- Shampoo em barra de argila verde e alecrim, 130

SORBATO DE POTÁSSIO

- Tônico falso hidrolato, 98
- Loção facial leve, 102
- Manteiga facial, 105

- Sérum aquoso antiacne, 108
- Hidratante de cacau e castanha, 121
- Creme multifuncional de dendê e karité, 132
- Gel de babosa, 144
- Gel de linhaça, 148

VINAGRE DE MAÇÃ

- Tônico de camomila e vinagre de maçã, 96
- Gel de babosa, 144
- Tônico falso hidrolato, 98
- Condicionador de ervas, 134

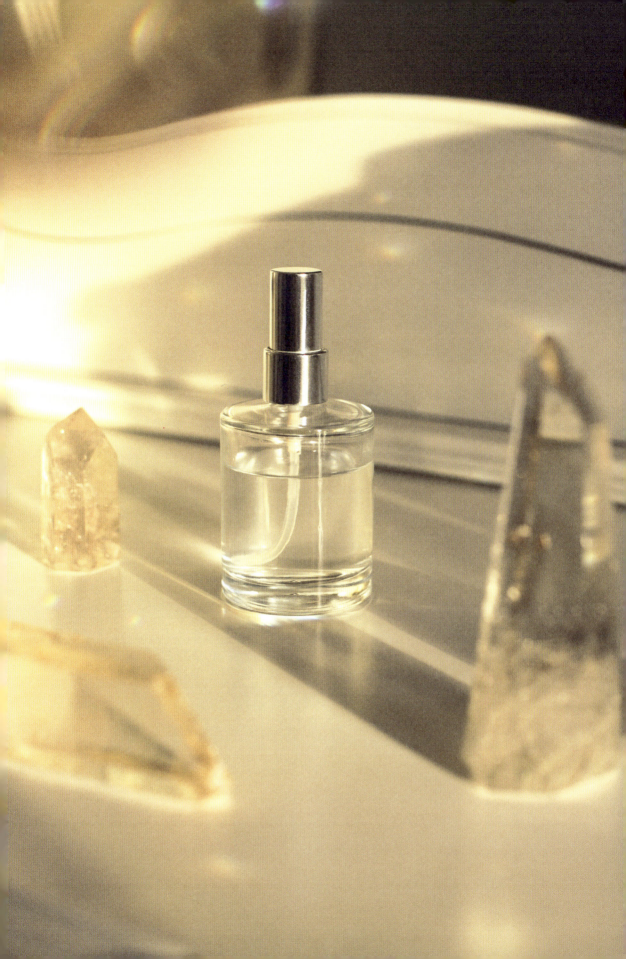

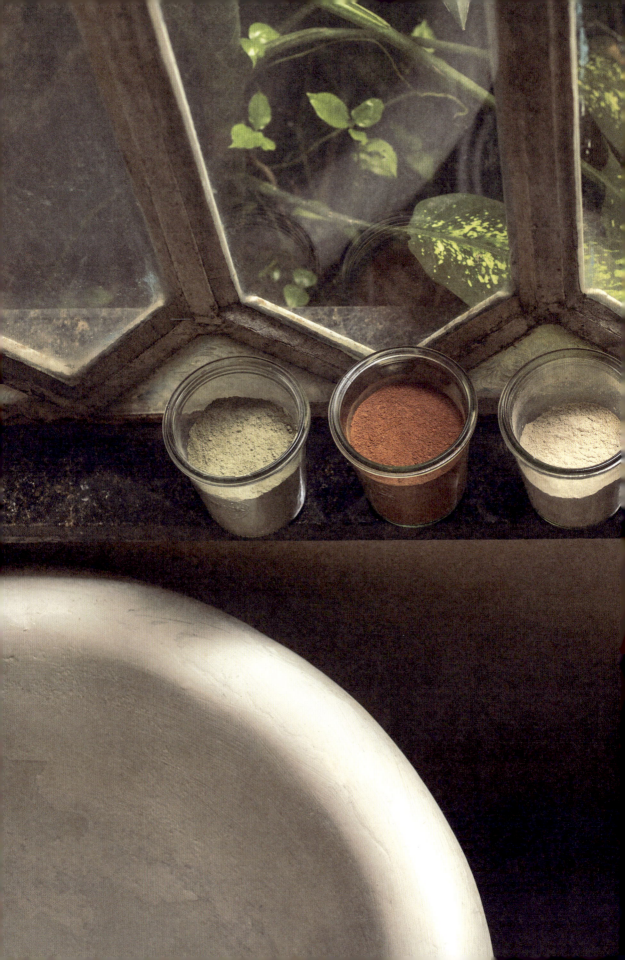

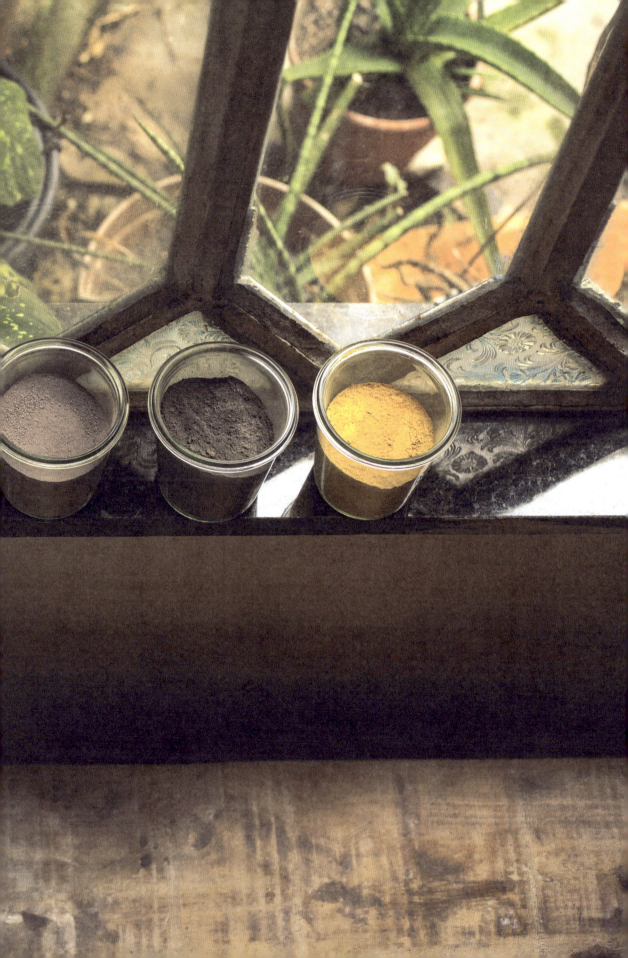

Esta obra foi composta por Gabriela Pires e Osmane Garcia Filho em: Balboa, desenvolvida por Jim Parkinson (Parkinson Type Design); Greycliff CF, desenvolvida por Connary Fagen; Jubilat, desenvolvida por Darden Studio; Silva Text e Silva Display, desenvolvidas por Daniel Sabino (Blackletra). Impressa pela Geográfica em ofsete sobre papel Alta Alvura da Suzano S.A. para a Editora Schwarcz em abril de 2023

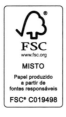

A marca FSC® é a garantia de que a madeira utilizada na fabricação do papel deste livro provém de florestas que foram gerenciadas de maneira ambientalmente correta, socialmente justa e economicamente viável, além de outras fontes de origem controlada.